心内科急症临床情景模拟教学实训指导

U0245469

主　审　唐友明　陈日兰

主　编　陈建军

副主编　彭　华　姜俊玲　韦　维

编　委　（以姓氏笔画为序）

凡永杰　王恒生　朱海波

农勤玲　张耀杰　陈建军

周朝锋　胡　明　袁锦花

温睿诗

人民卫生出版社

·北京·

图书在版编目（CIP）数据

心内科急症临床情景模拟教学实训指导／陈建军主编 . -- 北京：人民卫生出版社，2024. 7. -- ISBN 978-7-117-36478-2

Ⅰ. R540.597

中国国家版本馆 CIP 数据核字第 2024Y4K900 号

人卫智网	www.ipmph.com	医学教育、学术、考试、健康，购书智慧智能综合服务平台
人卫官网	www.pmph.com	人卫官方资讯发布平台

心内科急症临床情景模拟教学实训指导
Xinneike Jizheng Linchuang Qingjing Moni Jiaoxue
Shixun Zhidao

主　　编：陈建军
出版发行：人民卫生出版社（中继线 010-59780011）
地　　址：北京市朝阳区潘家园南里 19 号
邮　　编：100021
E - mail：pmph @ pmph.com
购书热线：010-59787592　010-59787584　010-65264830
印　　刷：北京盛通数码印刷有限公司
经　　销：新华书店
开　　本：850×1168　1/16　　印张：9
字　　数：260 千字
版　　次：2024 年 7 月第 1 版
印　　次：2024 年 7 月第 1 次印刷
标准书号：ISBN 978-7-117-36478-2
定　　价：58.00 元

打击盗版举报电话：010-59787491　E-mail：WQ @ pmph.com
质量问题联系电话：010-59787234　E-mail：zhiliang @ pmph.com
数字融合服务电话：4001118166　E-mail：zengzhi @ pmph.com

前　言

在心内科临床教学中,心内科急症处理能力的提高既是教学重点也是教学难点,模拟医学教育方法的推广为心内科临床教学提供了良好的参考。以临床病例为基础的情景模拟教学法通过创设和模拟临床情景,建立了一个安全的、支持性的学习环境,以更加科学和人性化的教学和考核手段培养医学生敏捷的临床思维和扎实的临床操作技能,可全面提高其临床综合诊疗能力,从而以较小的培训成本,获得较好的培训效果。编者团队在心内科临床教学中应用了此教学法,也收获了良好的教学效果,现将这些经过实践的情景模拟教学案例汇编在一起,精心编写了本教程。

本教程以住院医师规范化培训考核大纲为依据,密切结合临床实际,以有效提高学员心内科急症病情识别及临床处理能力为目标,通过集体备课、分组编写、集中讨论、专家审核等方式设计编写,并在教学应用中不断修改完善。

本教程采用模块化设计,使用方便,临床教师还可根据学员实际情况及教学需要进行调整,从而精准达成学习目标。本教程中的每个实训项目均包含配套的模拟案例运行设计、模拟案例运行示意图、标准化病人剧本、学习行为评估,以保证每次教学活动的规范化、同质化。附录中的"医学模拟教学课后评价调查表"用于每次教学后学员对本次教学活动的设计实施、教学效果等情况的评价,"心内科迷你临床演练评估(Mini-CEX)评分表"则用于对学员综合临床能力的评价。本教程可供中西医临床医学专业实习医师、规培医师(含并轨专业型硕士研究生)、住院医师、进修医师使用。

本教程案例由广西中医药大学附属瑞康医院心内科临床一线教师编写,编写过程中得到了医院领导、教务科及广西中医药大学教学实验实训中心的大力支持,在此我们深表感谢! 由于时间仓促,书中难免有疏漏之处,敬请广大同仁和读者指正。

目　录

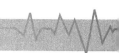

实训项目一　急性 ST 段抬高型心肌梗死的识别与处理·······················　1

实训项目二　室性心动过速的识别与处理····································　16

实训项目三　高血压急症的识别与处理······································　33

实训项目四　急性心房颤动的识别与处理····································　50

实训项目五　急性心脏压塞的识别与处理····································　67

实训项目六　急性左心衰竭的识别与处理····································　85

实训项目七　急性肺栓塞的识别与处理······································　101

实训项目八　主动脉夹层的识别与处理······································　119

附　录　一　医学模拟教学课后评价调查表··································　134

附　录　二　心内科迷你临床演练评估（Mini-CEX）评分表·················　135

实训项目一
急性 ST 段抬高型心肌梗死的识别与处理

【教学目标】

1. 学员能准确进行急性 ST 段抬高型心肌梗死患者的病情识别与诊治。
2. 学员能在 10min 内熟练完成心电图检查操作并及时获得心电图诊断。
3. 学员能在 20min 内完善必要的辅助检查。
4. 学员能在 30min 内告知患者及其家属病情,并完成相关治疗前谈话。
5. 学员在诊疗过程中能对患者及其家属进行人文关怀。
6. 学员能归纳总结出急性 ST 段抬高型心肌梗死患者的正确处理流程。

【教学对象】

二至三年级规培医师(含并轨专业型硕士研究生)、实习医师、住院医师、进修医师。

【教学方法】

情景模拟教学法。

【教学时数】

4 学时。

【学员知识储备】

1. 已学习冠心病、急性心肌梗死的理论课程及心电图检查技能操作课程。
2. 自学 2023 年欧洲心脏病学会(ESC)《急性冠脉综合征管理指南》、《急性 ST 段抬高型心肌梗死诊断和治疗指南(2019)》。

【教学地点】

临床技能中心、临床示教室。

【参与教学人员】

导师 1 名、助教 1 名、标准化病人(SP)2 名、配合护士 1 名。

【主要设备及物品】

心电监护模拟教学系统、心肺听诊音频及播放设备(或心肺听诊模型)、心电图机、听诊器、血压

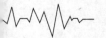

计、计算机、投影设备。

【导师引导性反馈要点】

1. 胸痛症状特点的问诊。
2. 胸痛症状演变过程的详细问诊。
3. 针对性体格检查。
4. 及时进行心电图及心肌酶学、肌钙蛋白检查的重要性。
5. 不能准确判读心电图图纸时,及时寻求帮助。
6. 疾病诊断与鉴别诊断的临床思维过程。
7. 时间对于急性胸痛患者的重要性。
8. 与患者及其家属的病情沟通。
9. 急诊经皮冠状动脉介入治疗(PCI)重要性的告知。
10. 急诊 PCI 的术前准备。
11. 归纳梳理急性 ST 段抬高型心肌梗死患者的正确处理流程。

【课后评估、调查工具】

1. 学习行为评估表。
2. 医学模拟教学课后评价调查表(附录一)。
3. Mini-CEX 评分表(附录二)。

[模拟案例运行设计]

情景案例前情提要：

时间：上午。

地点：急诊科门诊、急诊科抢救室。

情节：学员（1名）是今天的急诊当班医生，一位老年男性患者（张某，65岁）在其家属（1名）陪同下前来急诊科就诊。患者呈急性面容，咳嗽、咯痰，大汗淋漓，自诉胸痛剧烈，持续不缓解，呼吸困难。即刻将其送入急诊科抢救室。

关键事件	学习目标	标的反应	模拟设置
一、学员做出正确病情判断及恰当处理 接诊患者，患者呈急性面容，咳嗽、咯痰，大汗淋漓，自诉胸痛剧烈，持续不缓解，呼吸困难	1. 能得体接待患者，体现良好人文关怀。 2. 熟练进行问诊。 3. 熟练进行体格检查。	人文： 1. 自我介绍，接待患者，表现出良好的人文关怀，建立良好的医患沟通基础。 医疗： 2. 问诊时突出重点，不遗漏重要病史。 3. 有针对性地进行体格检查，重点为血压测量、心肺听诊	1. 配合播放心肺听诊音频或在心肺听诊模型上听诊（声音外放）。 2. 提供体格检查结果。 （1）咽部：咽红，扁桃体无肿大。 （2）颈部：颈静脉怒张。 （3）胸部：桶状胸，双肺呼吸音粗，闻及干啰音。 （4）心脏：心界不大，心率113次/min，心音正常，未闻及杂音。 （5）其他：双下肢未见浮肿。 （6）生命体征：体温（T）36.3℃，呼吸（R）22次/min，心率（HR）113次/min，脉搏（P）113次/min，血压（BP）112/74mmHg
学员正确判断病情，处理恰当	1. 能按照急性胸痛处理流程对患者进行处理。 2. 熟练进行心电图检查操作。 3. 能与患者及其家属进行良好沟通，体现良好人文关怀	医疗： 1. 立即吸氧。 2. 心电监护。 3. 开通静脉通道。 4. 床旁心电图检查。 5. 急诊心肌酶学、肌钙蛋白检查。 6. 下达病危通知。 人文： 7. 告病危，告知患者及其家属病情，安抚其情绪	1. 模拟监护仪显示：（状态0）T 36.3℃，HR 113次/min，BP 112/74mmHg，血氧饱和度（SpO_2）98%，心电波形示窦性心动过速。 2. 患者胸痛剧烈，呼吸困难，大汗淋漓，咳嗽、咯痰。 3. 提供心电图机。
心电图检查结果（图纸），学员回报并做出正确处理	1. 能熟练地对心电图图纸进行判读，对疾病做出初步诊断。 2. 能对急性ST段抬高型心肌梗死患者做出应急止痛、PCI术前用药的处理	医疗： 1. 阅读心电图，结果显示：$V_1 \sim V_4$ 导联ST段抬高。 2. 疾病初步诊断：考虑急性前壁ST段抬高心肌梗死。 3. 进一步处理，止痛：立即予舌下含服硝酸甘油，必要时使用吗啡。 4. PCI术前负荷治疗：阿司匹林300mg口服，替格瑞洛180mg口服（或者硫酸氢氯吡格雷600mg口服），阿托伐他汀钙40mg口服	1. 提供心电图检查图纸。 2. 接诊后10min，模拟监护仪显示：（状态1）T 36.3℃，HR 116次/min，R 22次/min，BP 98/65mmHg，SpO_2 98%，心电波形示窦性心动过速。 3. 患者胸痛持续，呼吸困难未缓解，咳嗽

续表

关键事件	学习目标	标的反应	模拟设置
一、学员做出正确病情判断及恰当处理　患者胸痛持续,发出呻吟声,护士发现患者血压下降,报告学员	1. 能及时做好病情汇报和会诊申请。 2. 能及时迫问相关实验室检查结果。	医疗: 1. 请心内科急会诊。 2. 报告上级医师。 3. 迫问心肌酶学、肌钙蛋白检查结果。 人文: 4. 与患者家属沟通病情,安抚患者及其家属情绪	1. 模拟监护仪显示:(状态 1)T 36.3 ℃,HR 116 次/min,BP 98/65mmHg,SpO₂ 98%,心电波形示窦性心动过速。 2. 患者胸痛持续,发出呻吟声,呼吸困难未缓解,咳嗽
心肌酶学、肌钙蛋白检查结果回报,学员做出正确处理	1. 能根据临床资料明确疾病诊断。 2. 能按照急性 ST 段抬高型心肌梗死处理流程对患者进行进一步处理	医疗: 1. 熟练进行心肌酶学、肌钙蛋白检查结果判读。 2. 明确疾病诊断:急性前壁 ST 段抬高型心肌梗死。 3. 联系胸痛中心。	1. 提供心肌酶学、肌钙蛋白检查结果,结果显示:肌酸激酶 1987U/L,肌酸激酶同工酶 125.43U/L,肌钙蛋白 I 12.1μg/L。 2. 模拟监护仪显示:(状态 1)T 36.3 ℃,HR 116 次/min,BP 98/65mmHg,SpO₂ 98%,心电波形示窦性心动过速。 3. 患者胸痛持续,呼吸困难未缓解,咳嗽
学员与患者及其家属沟通	1. 熟练进行急性 ST 段抬高型心肌梗死患者的医患沟通。 2. 熟练进行急诊 PCI 手术重要性的谈话。 3. 能及时嘱附护士做好术前准备	人文: 1. 向患者家属交代病情,解释进行急诊 PCI 手术的重要性。 医疗: 2. 通知护士将患者转运至导管室并做好术前准备	1. 模拟监护仪显示:(状态 1)T 36.3 ℃,HR 116 次/min,BP 98/65mmHg,SpO₂ 98%,心电波形示窦性心动过速。 2. 患者胸痛持续,呼吸困难未缓解,咳嗽。 3. 通知护士将患者转运至导管室导管室前做好术前准备后,任务完成。 4. 告知学员患者后续情况: (1) 手术成功,开通阻塞状冠状动脉前降支。 (2) 患者胸痛消失,呼吸困难缓解。 (3) 模拟监护仪显示:T 36.3 ℃,HR 92 次/min,R 20 次/min,Bp 130/78mmHg,SpO₂ 100%。 (4) 心电图:V₁~V₄ ST 段回落
二、学员先做出不正确病情判断,处理不恰当,后恰当纠正　接诊患者,病情判断错误,处理不恰当		医疗: 1. 问诊。 2. 针对性体格检查。 3. 病情判断:考思肺部疾病。 4. 不恰当处理:进行急诊血常规、血气分析、胸部 X 线、胸部 CT 等检查	1. 若学员未下医嘱进行心电监护,护士可提醒,并予心电监护。 2. 模拟监护仪显示:(状态 0)T 36.3 ℃,HR 113 次/min,BP 112/74mmHg,SpO₂ 98%,心电波形示窦性心动过速。 3. 患者胸痛剧烈,呼吸困难,大汗淋漓,咳嗽,咯痰

续表

关键事件	学习目标	标的反应	模拟设置
二、学员先做出不正确及不恰当处理，后病情判断及不恰当处理纠正 血常规、血气分析、胸部X线、胸部CT等检查结果回报		医疗： 1. 阅读辅助检查结果。 2. 病情判断：仍考虑肺部疾病	1. 接诊后10min，模拟监护仪显示：(状态2) T 36.3℃，HR 126次/min，R 24次/min，BP 118/78mmHg，SpO₂ 98%，心电波形示窦性心动过速。 2. 患者胸痛持续，发出呻吟声，呼吸困难未缓解，咳嗽。 3. 提供血常规、血气分析检查结果。 4. 提供胸部X线、胸部CT检查结果，显示为慢性阻塞性肺疾病表现
学员做出进一步处理，患者胸痛未缓解，呼吸困难		医疗： 学员做出进一步处理： (1) 止痛。 (2) 止咳。 (3) 解痉、平喘。	1. 用药后，模拟监护仪显示：(状态3) T 36.3℃，HR 135次/min，R 26次/min，BP 92/61mmHg，SpO₂ 98%，心电波形示窦性心动过速。 2. 患者胸痛持续，呼吸困难未缓解，咳嗽
患者症状持续未缓解，学员重新评估病情后，做出正确处理		医疗： 1. 考虑急性心肌梗死可能。 2. 立即吸氧。 3. 床旁心电图检查。 4. 急诊心肌酶学、肌钙蛋白检查。 5. 开通静脉通道，维持生命体征。 6. 下达病危通知。 7. 止痛：立即予舌下含服硝酸甘油，必要时使用吗啡。 8. PCI术前负荷治疗：阿司匹林300mg口服，替格瑞洛180mg口服（或者硫酸氢氯吡格雷600mg口服）阿托伐他汀钙40mg口服。 9. 请心内科急会诊，报告上级医师。 10. 明确疾病诊断：急性前壁ST段抬高心肌梗死。 11. 联系胸痛中心。 人文： 12. 与患者及其家属交代病情，解释进行PCI手术的重要性，安抚其情绪。	1. 提供心电图图纸，心肌酶学检查结果。 2. 模拟监护仪显示：(状态3) T 36.3℃，HR 135次/min，R 26次/min，BP 92/61mmHg，SpO₂ 98%，心电波形示窦性心动过速。 3. 患者胸痛持续，呼吸困难未缓解，咳嗽。 4. 通知护士将患者转运至导管室并做好术前准备后，任务完成
三、学员仍对病情做出不正确及不恰当处理，患者病情未缓解		仍按肺源性呼吸困难处理，一直未进行心电图、心肌酶学、肌钙蛋白检查	1. 接诊后30min仍未进行心电图、心肌酶学、肌钙蛋白检查。 2. 模拟监护仪显示：(状态3) T 36.3℃，HR 135次/min，R 26次/min，BP 92/61mmHg，SpO₂ 98%，心电波形示窦性心动过速。 3. 患者胸痛持续，呼吸困难未缓解，咳嗽。 4. 任务失败

说明：无条件完成的医嘱，护士可以口头执行

【模拟案例运行示意图】

模拟案例运行示意见图 1-1。

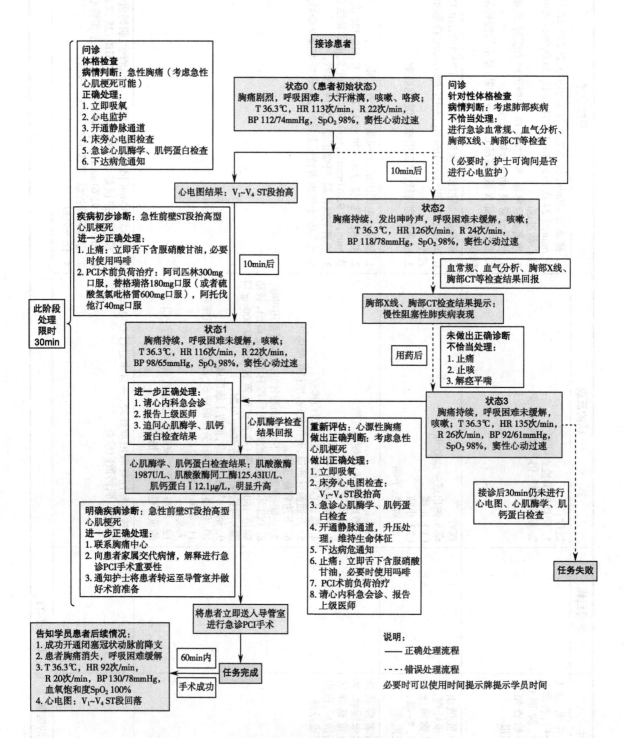

图 1-1　模拟案例运行示意图

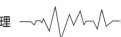

【设备物品清单】

序号	设备物品名称	规格	数量	要求
1	门诊接诊桌椅	医院常规	1	
2	病床	医院常规	1	
3	吸氧设备	医院常规	1	
4	心电监护模拟教学系统		1	提前调试,录入参数
5	心肺听诊音频及播放设备(或心肺听诊模型)		1	提前调试
6	心电图机		1	
7	体温计		1	
8	压舌板		1	
9	听诊器		1	
10	血压计		1	
11	体格检查结果提示牌		1	打印
12	心电图检查结果	图纸	1	打印图 1-2
13	心肌酶学、肌钙蛋白检查报告单		1	打印表 1-1
14	血常规检查报告单		1	打印表 1-2
15	血气分析检查报告单		1	打印表 1-3
16	胸部 X 线检查结果		1	打印图 1-3、图 1-4
17	胸部 CT 检查结果		1	打印图 1-5、图 1-6
18	计算机、投影设备		1	提前调试
19	时间提示牌		按需	打印

【模拟心电监护教学系统参数设置】

状态	状态参数	患者情况
状态 0	T 36.3℃,HR 113 次 /min,R 22 次 /min,BP 112/74mmHg,SpO$_2$ 98%,窦性心动过速	胸痛剧烈,呼吸困难,大汗淋漓,咳嗽、咯痰
状态 1	T 36.3℃,HR 116 次 /min,R 22 次 /min,BP 98/65mmHg,SpO$_2$ 98%,窦性心动过速	胸痛持续,呼吸困难未缓解,咳嗽
状态 2	T 36.3℃,HR 126 次 /min,R 24 次 /min,BP 118/78mmHg,SpO$_2$ 98%,窦性心动过速	胸痛持续,发出呻吟声,呼吸困难未缓解,咳嗽
状态 3	T 36.3℃,HR 135 次 /min,R 26 次 /min,BP 92/61mmHg,SpO$_2$ 98%,窦性心动过速	胸痛持续,呼吸困难未缓解,咳嗽

【体格检查结果】

1. 咽部:咽红、扁桃体无肿大。

2. 颈部:颈静脉怒张。

3. 胸部:桶状胸,双肺呼吸音粗,闻及干啰音。

4. 心脏:心界不大,心率 113 次 /min,心音正常,未闻及杂音。

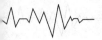

5. 其他:双下肢未见浮肿。

6. 生命体征:T 36.3℃,HR 113 次 /min,P 113 次 /min,R 22 次 /min,BP 112/74mmHg。
余未见异常。

【辅助检查结果】

1. **心电图检查**　见图 1-2。

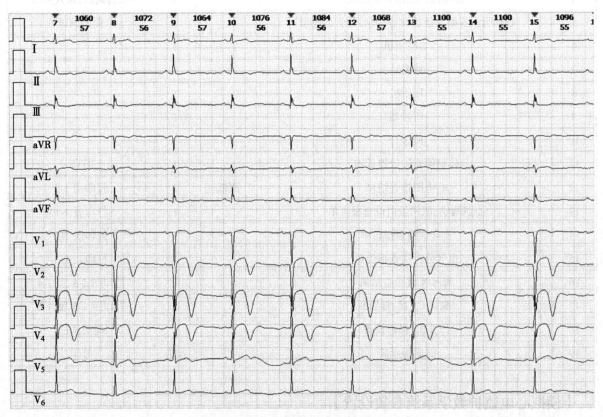

图 1-2　胸痛时心电图

心电图诊断:急性前壁心肌梗死

2. **心肌酶学、肌钙蛋白检查**　见表 1-1。

表 1-1　心肌酶学、肌钙蛋白检查报告单

项目名称	结果	单位	正常值范围	结论
天冬氨酸转氨酶	165	U/L	8~40	↑
肌酸激酶	1 987	U/L	50~310(男) 40~200(女)	↑
肌酸激酶同工酶	125.43	IU/L	0~24	↑
乳酸脱氢酶	695	U/L	120~250	↑
α- 羟基丁酸脱氢酶	719.28	IU/L	72~182	↑
肌红蛋白	162	μg/L	6~85	↑
肌钙蛋白 I	12.1	μg/L	0~0.2	↑

3. 血常规检查　见表 1-2。

表 1-2　血常规检查报告单

项目名称	结果	单位	正常值范围	结论
白细胞计数	11.48	10^9/L	4.0~10.0	↑
淋巴细胞百分比	5.2	%	20~40	↓
淋巴细胞计数	1.06	10^9/L	0.8~4.0	——
单核细胞百分比	10.4	%	3~8	↑
单核细胞计数	2.13	10^9/L	0.12~0.8	↑
中性粒细胞百分比	84.3	%	50~70	↑
中性粒细胞计数	17.27	10^9/L	2.0~7.0	↑
嗜酸性粒细胞百分比	0	%	0.5~5.0	↓
嗜酸性粒细胞计数	0	10^9/L	0.05~0.50	↓
嗜碱性粒细胞百分比	0	%	0~1	——
嗜碱性粒细胞计数	0	10^9/L	0~0.1	——
红细胞计数	4.1	10^{12}/L	4.0~5.5（男） 3.5~5.0（女）	——
血红蛋白浓度	78	g/L	120~160（男） 110~150（女）	↓
血细胞比容	0.44	L/L	0.4~0.5（男） 0.37~0.48（女）	——
平均红细胞容积	63	fl	80~100	↓
平均红细胞血红蛋白含量	18.1	pg	27~34	↓
平均红细胞血红蛋白浓度	288	g/L	320~360	↓
红细胞体积分布宽度-CV	21.8	%	11.5~14.5	↑
红细胞体积分布宽度-SD	47.1	fl	35.1~43.9	↑
血小板计数	270	10^9/L	100~300	——
血小板体积分布宽度	15	%	15~17	——
血小板平均容积	9.5	fl	7~11	——
大血小板比例	17.8	%	13~43	——
血小板压积	0.27	%	0.11~0.28	——

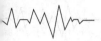

4. 血气分析化检查　见表 1-3。

表 1-3　血气分析检查报告单

项目名称	结　果	单　位	正常值范围	结　论
pH 值（T）	7.19		7.35~7.45	↓
二氧化碳分压（T）	19.00	mmHg	35~45	↓
氧分压（T）	141	mmHg	80~100	↑
pH 值（S）	7.18		7.35~7.45	↓
二氧化碳分压（S）	19.7	mmHg	35~45	↓
氧分压（S）	145	mmHg	80~100	↑
碳酸氢根浓度	7.1	mmol/L	22~26	↓
标准碳酸氢盐	9.9	mmol/L	22~26	↓
细胞外剩余碱	−19.9	mmol/L	−3~3	↓
剩余碱	−19.9	mmol/L	−3~3	↓
动脉血氧含量	14.5	ml/dl	19~21	↓
血氧饱和度	98.7	%	95~100	—
平均肺泡氧分压	353	mmHg	100	↑
二氧化碳总量	7.7	mmol/L	24~32	↓
肺泡动脉氧分压差	213	mmHg	15~20	↑
阴离子间隙	28.8	mmol/L	8~16	↑
动脉 PO_2/ 肺泡 PO_2	39.9	%	85~95	↓
温度	36.3	℃		
吸氧浓度	53	%		
钾（动脉血）	5.27	mmol/L	3.4~5.5	—
钠（动脉血）	141	mmol/L	135~145	—
氯（动脉血）	105	mmol/L	95~105	—
游离钙（动脉血）	1.14	mmol/L	1.10~1.34	

5. 胸部 X 线检查　见图 1-3、图 1-4。

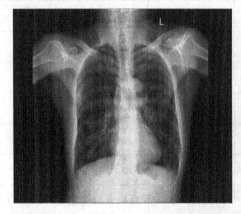
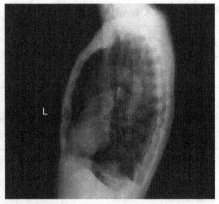

图 1-3　胸部 X 线影像

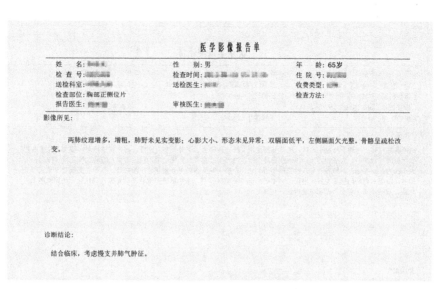

医学影像报告单

姓　　名：████　　　　　性　　别：男　　　　　　年　　龄：65岁
检 查 号：█████████　　检查时间：████████████　住 院 号：███████
送检科室：████████　　　送检医生：████　　　　　收费类型：████
检查部位：胸部正侧位片　　报告医生：████　　　　　检查方法：
报告医生：████　　　　　审核医生：████

影像所见：

　　两肺纹理增多，增粗，肺野未见实变影；心影大小、形态未见异常；双膈面低平，左侧膈面欠光整。骨骼呈疏松改变。

诊断结论：

　　结合临床，考虑慢支并肺气肿征。

图 1-4　胸部 X 线检查报告单

6. 胸部 CT 检查　见图 1-5、图 1-6。

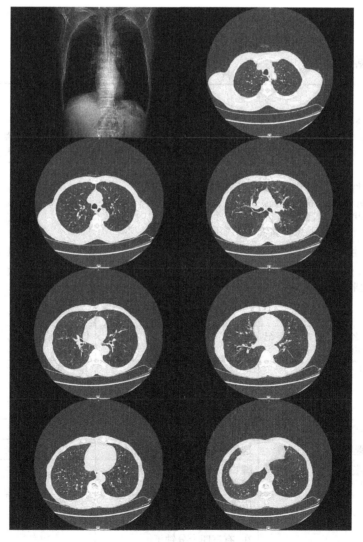

图 1-5　胸部 CT 影像

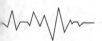

医学影像报告单

姓　　名:	性　别: 男	年　龄: 65岁
检 查 号:	检查时间:	住 院 号:
送检科室:	送检医生:	收费类型:
检查部位: 胸部(64排CT平扫+重建)		检查方法:
报告医生:	审核医生:	

影像所见:

两侧胸廓对称。右肺下叶见小片状、斑片状密度增高灶;两肺上、下叶见多发实性、部分实性结节,较大者位于右肺上叶后段(IM70),大小约为7mm×6mm;右肺上叶、两肺下叶见多发钙化结节,较大者位于右肺上叶尖段(IM64),大小约为4mm×3mm;两肺各叶见多发类圆形透亮灶;左肺上叶下舌段见索状密度增高灶。气管、支气管未见狭窄或阻塞。纵隔和两肺门区未见肿大淋巴结。心脏形态未见明显异常,主动脉壁及冠状动脉见斑片钙化灶。两侧胸腔未见积液。双肾实质见多个类圆形低密度灶,边清。

诊断结论:

1. 右肺下叶少许炎症。
2. 两肺多发结节,炎性结节? 建议随诊复查。
3. 两肺多发钙化灶。
4. 肺气肿,右肺上叶尖段肺大疱。
5. 左肺上叶下舌段纤维灶。
6. 主动脉及冠状动脉硬化。

图1-6　胸部 CT 检查报告单

【标准化病人剧本】

情景案例前情提要:

时间:上午。

地点:急诊科门诊、急诊科抢救室。

情节:学员(1名)是今天的急诊当班医生,一位老年男性患者(张某,65岁)在其家属(1名)陪同下前来急诊科就诊。患者呈急性面容,大汗淋漓,咳嗽、咯痰,自诉胸痛剧烈,持续不缓解,呼吸困难。即刻将其送入急诊科抢救室。

表演要求:

1. SP1(患者)表情非常痛苦,大汗淋漓,咳嗽,手捂胸口,不时呻吟。
2. SP2(患者家属)表情着急,非常担心。
3. 本次发病的主要症状由患者回答,较长的病史、个人史、家族史由患者家属回答。
4. 询问病史时,若医生没有询问,患者和患者家属不做过多回答。

情景	医生问题	SP1(患者)回答	SP2(患者家属)回答
自我介绍	您好,我是今天的当班医生,××医生,现在由我来为您接诊。		××医生,您好!
一般情况询问	请问患者叫什么名字? 多大年纪了? 做什么工作?		他叫张某,65岁,是一名农民。
	这是您的什么人?		我父亲。
现病史询问	老人家,您觉得哪里不舒服?	我胸口闷痛,喘不上气。	
	具体是哪个位置?	这里(手指前胸胸骨中下部)。	
	怎么个痛法? 胀痛、绞痛、隐痛,还是其他样的痛?	胸口发紧,像是有东西压着,感觉喘不了气。	
	痛得厉害吗?	厉害。	
	多久了?	早上吃完饭就开始,一直到现在,有三四十分钟了。	

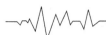

续表

情景	医生问题	SP1(患者)回答	SP2(患者家属)回答
现病史询问	一直都这么痛吗?	是的。	
	疼痛发生前您在干什么?	没做什么,在吃早饭,就喝了点白粥。	
	还有其他地方觉得痛吗?	左手也有点胀痛。	
	好的。老人家,除了这些,您还有哪里不舒服吗?	还有咳嗽,其他没有了。	
	咳嗽严重吗?有没有痰?	不是很严重,有一些痰。	
	什么样的痰?	白色的。	
	这次发病到其他医院看过吗?有没有吃过什么药?	没有,没有吃药。	吃完早饭,他就说胸闷得很厉害,不敢耽误,就直接过来这里了。
	老人家,您以前这样闷痛过吗?看过医生吗?	以前也有。	我父亲 5 天前也痛过一次,他说这两次痛法一样,都是痛得一身汗,他也说喘不上气,持续一二十分钟后就好了,那次我送他到我们当地医院看过。
	做了什么检查和治疗?		做了心电图,医生建议住院治疗,他觉得不痛了,就不愿意住院了。
	开了什么药?病历和检查结果带来了吗?		不记得开了什么药,来得匆忙,病历和检查结果都没带。
既往史询问	以前胸痛过吗?		没听他说过。
	那他以前有过其他疾病吗?		以前住过几次院,医生说是慢性阻塞性肺疾病。
	有高血压、糖尿病吗?		有高血压,一直在吃降血压的药。
	有肝炎、结核等传染病吗?		没有。
	做过手术,有过外伤吗?		没有。
个人史询问	老人家,您最近精神状态怎么样?睡眠怎么样?	都还可以。	
	饮食、大小便情况怎么样?	还可以。	
	对什么药物或其他东西过敏吗?	没有。	
	抽烟、喝酒吗?	不喝酒,以前抽烟,肺不好,就没抽了。	
	有几个小孩?	两个。	
家族史询问	你们家其他人有过类似的情况吗?		没有。
	你们家族有什么遗传性疾病吗?		没有。
病情告知			(主动发问)医生,我父亲得的是什么病啊?严不严重?
	结合您父亲的症状和病史,考虑急性冠脉综合征可能,病情比较危急。接下来我们要给他做心电图,抽血化验,以进一步明确诊断。		好的,那尽快做检查吧,谢谢!
治疗告知	您父亲的检查结果出来了,是急性前壁 ST 段抬高型心肌梗死。		这种病严不严重啊,能治好吗?
	这种病是由于……(向患者及其家属解释病情)		大概明白了,那怎么治呢?
	需要进行急诊 PCI 介入手术治疗。		啊?还要手术呀?那手术风险大不大?要多少钱啊?
	您父亲的这个情况……(向患者及其家属解释进行急诊 PCI 介入手术的重要性、风险及大概的治疗费用)		那好吧,请尽快安排。

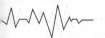

【学习行为评估】

急性 ST 段抬高型心肌梗死的识别与处理医学模拟教学学习行为评估表

演示学员：		学员年级：		总得分(满分 100 分)：		
导　　师：		助　　教：		SP：		
评估地点：				评估日期时间：		

一、问诊评估

序号	评估项目		评　分				得分 (满分 20 分)
1	主　诉		□未完成 (0 分)	□一般 (0.5 分)	□良好 (1 分)	□优秀 (2 分)	
2	现病史	主要症状	□未完成(0 分)		□完成(1 分)		
3		起病时间	□未完成(0 分)		□完成(1 分)		
4		诱因	□未完成(0 分)		□完成(1 分)		
5		部位	□未完成(0 分)		□完成(1 分)		
6		性质	□未完成(0 分)		□完成(1 分)		
7		持续时间	□未完成(0 分)		□完成(1 分)		
8		加重 / 缓解因素	□未完成(0 分)		□完成(1 分)		
9		放射痛	□未完成(0 分)		□完成(1 分)		
10		伴随症状	□未完成(0 分)		□完成(1 分)		
11		诊疗经过	□未完成(0 分)		□完成(1 分)		
12	既往史		□未完成 (0 分)	□一般 (0.5 分)	□良好 (1 分)	□优秀 (2 分)	
13	个人史		□未完成 (0 分)	□一般 (0.5 分)	□良好 (1 分)	□优秀 (2 分)	
14	家族史		□未完成 (0 分)	□一般 (0.5 分)	□良好 (1 分)	□优秀 (2 分)	
15	人文关怀		□未完成 (0 分)	□一般 (0.5 分)	□良好 (1 分)	□优秀 (2 分)	

二、临床思维及操作评估

序号	评估项目		评　分				得分 (满分 35 分)
16	针对性体格检查 (心肺听诊)	体位	□不正确(0 分)		□正确(2 分)		
17		部位	□不正确(0 分)		□正确(2 分)		
18		顺序	□不正确(0 分)		□正确(2 分)		
19		内容	□未完成 (0 分)	□一般 (2 分)	□良好 (4 分)	□优秀 (5 分)	
20	心电图检查	操作	□未完成(0 分)		□完成(3 分)		
21		诊断	□不正确(0 分)		□正确(5 分)		

序号	评估项目	评 分				得分 （满分 35 分）
22	心肌酶学检查	□未完成（0 分）		□完成（3 分）		
23	肌钙蛋白检查	□未完成（0 分）		□完成（3 分）		
24	疾病诊断	□未完成 （0 分）	□一般 （5 分）	□良好 （7 分）	□优秀 （10 分）	

三、处理评估

序号	评估项目		评 分				得分 （满分 30 分）
25	一般 治疗	吸氧	□未完成（0 分）		□完成（2 分）		
26		心电监护	□未完成（0 分）		□完成（2 分）		
27		开通静脉通道	□未完成（0 分）		□完成（2 分）		
28		告病危	□未完成（0 分）		□完成（2 分）		
29	止痛		□未完成（0 分）		□完成（2 分）		
30	抗血小板治疗		□未完成（0 分）		□完成（5 分）		
31	报告上级医师		□未完成（0 分）		□完成（2 分）		
32	联系心内科急会诊		□未完成（0 分）		□完成（2 分）		
33	联系胸痛中心		□未完成（0 分）		□完成（2 分）		
34	沟通病情，解释进行急诊 PCI 手术的重要性		□未完成 （0 分）	□一般 （2 分）	□良好 （4 分）	□优秀 （6 分）	
35	人文关怀		□未完成 （0 分）	□一般 （1 分）	□良好 （2 分）	□优秀 （3 分）	

四、用时评估

序号	评估项目	完成要求	未完成 （0 分）	完成 （5 分）	得分 （满分 15 分）
36	完成心电图检查	10min 内			
37	完成心肌酶学、肌钙蛋白检查	20min 内			
38	启动导管室	20min 内			

（陈建军）

实训项目二
室性心动过速的识别与处理

【教学目标】

1. 学员能准确进行室性心动过速患者的病情识别与诊治。
2. 学员能熟练完成心电图检查操作并及时获得心电图诊断。
3. 学员在诊疗过程中能及时与患者及其家属进行良好沟通,并体现人文关怀。
4. 学员能针对性进行体格检查,并及时完善必要辅助检查。
5. 学员能熟练完成同步电复律操作。
6. 学员能归纳总结出室性心动过速患者的正确处理流程。

【教学对象】

二至三年级规培医师(含并轨专业型硕士研究生)、实习医师、住院医师、进修医师。

【教学方法】

情景模拟教学法。

【教学时数】

4学时。

【学员知识储备】

学员已学习过心律失常的理论课程及心电图检查技能操作课程。

【教学地点】

临床技能中心、临床示教室。

【参与教学人员】

导师1名、助教1名、标准化病人2名、配合护士1名。

【主要设备及物品】

心电监护模拟教学系统、心肺听诊音频及播放设备(或心肺听诊模型)、模拟除颤仪(配套模拟人)、心电图机、听诊器、血压计、计算机、投影设备。

【导师引导性反馈要点】

1. 心悸、晕厥症状特点的问诊。

2. 晕厥症状相关病史的详细问诊。

3. 患者此次发病病情演变过程的详细问诊。

4. 针对性体格检查。

5. 及时进行心电图检查、血流动力学评估对室性心动过速诊疗的重要性。

6. 不能准确判读心电图图纸时,及时寻求帮助。

7. 疾病诊断与鉴别诊断的临床思维过程。

8. 时间对于室性心动过速诊疗的重要性。

9. 与患者及其家属的病情沟通。

10. 药物复律(或电复律)重要性的告知。

11. 向患者及其家属解释室性心动过速患者心律转复后继续动态观察心脏电活动情况的重要性。

12. 归纳梳理室性心动过速患者的正确处理流程。

【课后评估、调查工具】

1. 学习行为评估表。

2. 医学模拟教学课后评价调查表(附录一)。

3. Mini-CEX 评分表(附录二)。

【模拟案例运行设计】

情景案例前情提要：
时间：上午。
地点：急诊科门诊、急诊科抢救室。
情节：学员（1名）是今天的急诊当班医生，一位中年男性患者（李某，35岁）因突发心悸、晕厥1次，在其家属（1名）陪同下前来急诊科就诊，随即将其送入急诊科抢救室。患者5个月前无明显诱因出现胸痛，到当地医院就诊，被诊断为急性心肌梗死，于前降支近段植入支架1枚，术后未规范服药。

一、学员做出正确病情判断及处理恰当

关键事件	学习目标	标准反应	模拟设置
接诊患者。患者突发心悸、晕厥1次	1.能得体接待患者，体现良好人文关怀。2.熟练进行问诊，能全面收集晕厥发病特点、发作前后的状态等信息。3.熟练进行体格检查，能准确完成心脏听诊	人文：1.自我介绍，接待患者，表现出良好的人文关怀，建立良好医患沟通基础。医疗：2.问诊时，重点为晕厥的特点及发作前后的状态，不遗漏重要病史。3.有针对性地进行体格检查，重点为测量脉搏、呼吸、心率、血压，做好心肺听诊	1.配合播放心肺听诊音频或在心肺听诊模型上听诊（声音外放）。2.提供体格检查结果。(1)神志：神清，急性面容。(2)胸部：双肺呼吸音清，未闻及干湿啰音。(3)心脏：心界不大，心率130次/min，心律偶不规则，心音低钝，第一、二心音分裂，可闻及大炮音。(4)其他：双下肢未见浮肿。(5)生命体征：T 36.3℃，HR 130次/min，R 20次/min，BP 124/76mmHg
学员正确判断病情，处理恰当	1.能按晕厥的处理流程对患者进行处理。2.能熟练完成心电图检查操作并做出诊断。3.能体现良好人文关怀	医疗：1.心电监护。2.开通静脉通道。3.床旁心电图检查。4.急诊电解质、血糖、血酮、肝肾功能、心肌酶学、D-二聚体、血气分析检查。5.下达病危通知。人文：6.告病危，告知患者及其家属病情，安抚患者及其家属情绪	1.模拟监护仪显示:(状态0)T 36.3℃，HR 130次/min，BP 124/76mmHg，SpO2 100%;心电波形示宽QRS波以心动过速。2.提供心电图机
心电图检查结果（图纸）回报，学员做出正确处理	1.能熟练地进行心电图纸判读，并做出疾病的初步诊断。2.能对室性心动过速患者进行抗心律失常药物治疗	医疗：1.阅读心电图，结果显示：伴发房室分离病证宽QRS波以心律失常。2.做出疾病初步诊断：考虑室性心动过速。3.进一步处理：抗心律失常，在心电监测下，予胺碘酮150mg缓慢静脉推注（或利多卡因50mg缓慢静脉推注）	1.提供心电图检查图纸。2.用药后，模拟监护仪显示:(状态1)T 36.3℃，BP 126/78mmHg，HR 70次/min，R 18次/min，SpO2 100%;心电波形示窦性心律。3.患者心悸、头晕缓解

续表

关键事件	学习目标	标的反应	模拟设置
一、学员做出正确病情判断及恰当处理 患者心悸、头晕症状缓解,护士观察患者心率下降,报告学员	1. 做好病情汇报和会诊申请。 2. 进一步确定诊断	医疗: 1. 请心内科急会诊。 2. 报告上级医师。 3. 追问血液生化检查结果(尤其是电解质、血糖、血酮)	模拟监护仪显示:(状态1)T 36.3℃,HR 70次/min,R 18次/min,BP 126/78mmHg,SpO₂ 100%;心电波形示窦性心律
心肌酶学、血液生化检查结果回报	1. 能熟练进行心肌酶学、血液生化检查结果判读。 2. 能根据临床资料对疾病做出正确诊断。 3. 能及时联系并将患者转入相应科室继续住院治疗	医疗: 1. 阅读检查结果。 2. 明确疾病诊断:室性心动过速。 3. 继续动态观察心脏电活动情况,联系心内科病房收入院进一步治疗	提供电解质、血糖、血酮,肝肾功能,心肌酶学,D-二聚体,血气分析检查结果,结果未见异常
学员与患者及其家属沟通	1. 熟练与室性心动过速患者进行沟通。 2. 熟练向患者及其家属解释室性心动过速,需继续进行动态心脏电活动情况的重要性	人文: 1. 向患者家属交代病情,解释室性心动过速患者转复后需继续进行动态观察心脏心电活动情况的重要性。 医疗: 2. 通知护士准备将患者转运至心内科病房	1. 模拟监护仪显示:(状态1)T 36.3℃,HR 70次/min,R 18次/min,BP 126/78mmHg,心电波形示窦性心律。 2. 任务完成
二、学员先做病情判断及不恰当处理,后纠正 接诊患者,病情判断错误,处理不恰当		医疗: 1. 问诊。 2. 体格检查。 3. 病情判断:室上性心动过速。 4. 不恰当处理:进行刺激迷走神经等治疗	1. 若学员未下医嘱进行心电监护,护士可提醒并予心电监护。 2. 模拟监护仪显示:(状态0)T 36.3℃,HR 130次/min,R 20次/min,BP 124/76mmHg,SpO₂100%;心电波形示宽QRS波心动过速
患者心率增快,血压下降		学员做出不恰当处理: 医疗: 1. 降心率。 2. 升压。 3. 急诊心肌酶学检查。 4. 急诊头颅CT检查。 5. 急诊胸部X线检查	1. 接诊后10min未进行恰当处理,模拟监护仪显示:(状态2)T 36.3℃,HR 180次/min,R 26次/min,BP 90/60mmHg,SpO₂96%;心电波形示宽QRS波心动过速。 2. 患者心悸、头晕症状未缓解

续表

关键事件	学习目标	标的反应	模拟设置
二、学员先做出不正确判断及不恰当处理，后病情未纠正 患者病情恶化，心率增快，血压下降。心肌酶学、头颅CT检查结果回报		患者病情恶化，学员重新评估病情，考虑室性心动过速	1. 接诊后20min未进行恰当处理，模拟监护仪显示：(状态3)T 36.3℃，HR 200次/min，R 35次/min，BP 70/40mmHg，SpO₂ 90%；心电波形示宽QRS波心动过速。 2. 患者心悸、头晕症状未缓解。 3. 提供心肌酶学检查结果。 4. 提供头颅CT检查结果 5. 提供胸部X线检查结果
学员重新评估病情后，做出正确处理，患者心悸症状缓解		医疗： 1. 立即吸氧。 2. 开通静脉通道。 3. 请患者或其家属签署心脏电复律同意书，立即行心脏电复律(在模拟人上操作)。 4. 下达病危通知。 5. 升压：予多巴胺 5μg/(kg·min)静脉泵入，并动态监测血压。 6. 床旁心电图检查。 7. 急诊电解质、血糖、血酮、肝肾功能、心肌酶学、D-二聚体、血气分析检查。 8. 请心内科急会诊，报告上级医师。 9. 继续动态观察心脏电活动情况，联系心内科病房，收入院进一步治疗。 人文： 10. 告病危，请患者或其家属签署心脏电复律同意书。 11. 复律后，与患者及其家属沟通病情，解释继续进行动态观察心脏电活动情况的重要性	1. 提供心电图图纸。 2. 提供模拟除颤仪(配套模拟人)。 3. 电复律后，模拟监护仪显示：(状态4)T 36.3℃，HR 72次/min，R 20次/min，BP 120/76mmHg，SpO₂ 100%；心电波形示窦性心律。 4. 患者心悸、头晕症状缓解。 5. 任务完成
三、学员仍未对病情做出正确判断及恰当处理，患者病情未缓解			1. 接诊后30min仍未成功进行电复律，患者病情恶化，模拟监护仪显示：(状态5)心搏、呼吸停止。 2. 任务失败

说明：无条件完成的医嘱，护士可以口头执行

【模拟案例运行示意图】

模拟案例运行示意见图 2-1。

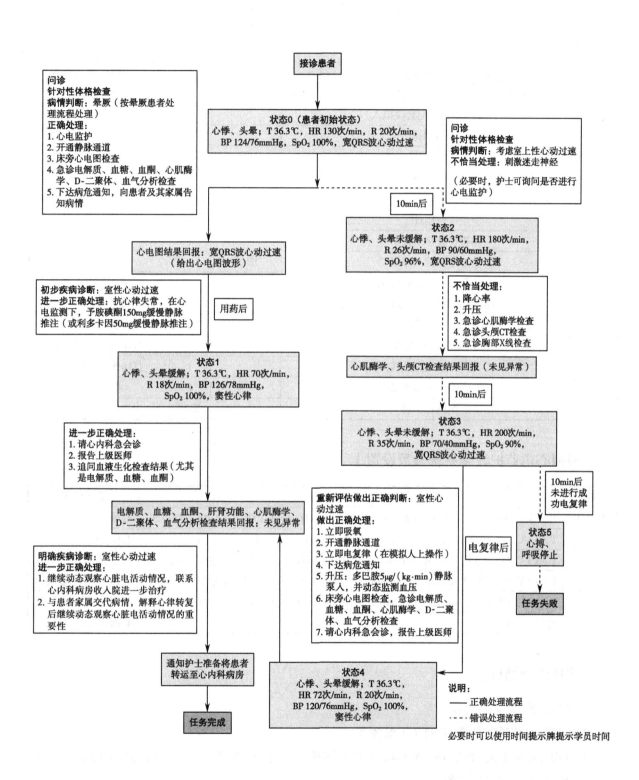

图 2-1 模拟案例运行示意图

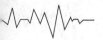

【设备物品清单】

序号	设备物品名称	规格	数量	要 求
1	门诊接诊桌椅	医院常规	1	
2	病床	医院常规	1	
3	吸氧设备	医院常规	1	
4	心电监护模拟教学系统		1	提前调试,录入参数
5	心肺听诊音频及播放设备(或心肺听诊模型)		1	提前调试
6	模拟除颤仪(配套模拟人)		1	
7	心电图机		1	
8	体温计		1	
9	压舌板		1	
10	听诊器		1	
11	血压计		1	
12	体格检查结果提示牌		1	打印
13	心电图检查结果	图纸	1	打印图 2-2
14	心肌酶学、D- 二聚体检查报告单		1	打印表 2-1、表 2-2
15	电解质、血糖、血酮、肝肾功能检查报告单		1	打印表 2-3
16	血常规、血气分析检查报告单		1	打印表 2-4、表 2-5
17	胸部 X 线检查结果		1	打印图 2-3、图 2-4
18	头颅 CT 检查结果		1	打印图 2-5、图 2-6
19	计算机、投影设备		1	提前调试
20	时间提示牌		按需	打印

【模拟心电监护教学系统参数设置】

状态	状态参数	患者情况
状态 0	T 36.3℃,HR 130 次 /min,R 20 次 /min,BP 124/76mmHg,SpO$_2$ 100%,宽 QRS 心动过速	心悸、头晕
状态 1	T 36.3℃,HR 70 次 /min,R 18 次 /min,BP 126/78mmHg,SpO$_2$ 100%,窦性心律	心悸、头晕缓解
状态 2	T 36.3℃,HR 180 次 /min,R 26 次 /min,BP 90/60mmHg,SpO$_2$ 96%,宽 QRS 心动过速	心悸、头晕未缓解
状态 3	T 36.3℃,HR 200 次 /min,R 35 次 /min,BP 70/40mmHg,SpO$_2$ 90%,宽 QRS 心动过速	心悸、头晕未缓解
状态 4	T 36.3℃,HR 72 次 /min,R 20 次 /min,BP 120/76mmHg,SpO$_2$ 100%,窦性心律	心悸、头晕缓解
状态 5	心搏、呼吸停止	心搏、呼吸停止

【体格检查结果】

1. 神志:神清,急性面容。

2. 胸部:双肺呼吸音清,未闻及干湿啰音。

3. 心脏:心界不大,心率 130 次 /min,心律偶不规则,心音低钝,第一、二心音分裂,可闻及大炮音。

4. 其他:双下肢未见浮肿。

5. 生命体征:T 36.3℃,HR 130 次 /min,P 130 次 /min,R 20 次 /min,BP 124/76mmHg。

余未见异常。

【辅助检查结果】

1. **心电图检查** 见图 2-2。

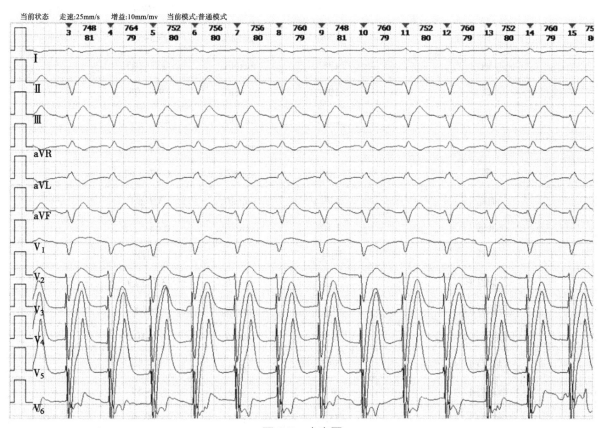

图 2-2 心电图

心电图诊断：室性心动过速

2. **心肌酶学检查** 见表 2-1。

表 2-1 心肌酶学检查报告单

项目名称	结果	单位	正常值范围	结论
天冬氨酸转氨酶	16	U/L	8~40	—
肌酸激酶	89	U/L	50~310（男） 40~200（女）	—
肌酸激酶同工酶	22	IU/L	0~24	—
乳酸脱氢酶	166	U/L	120~250	—
α-羟基丁酸脱氢酶	129.23	IU/L	72~182	—
肌红蛋白	7.04	μg/L	6~85	—
肌钙蛋白 I	0.02	μg/L	0~0.2	—

3. **D-二聚体检查** 见表 2-2。

表 2-2 D-二聚体检查报告单

项目名称	结果	单位	正常值范围	结论
D-二聚体	0.2	mg/L	<0.256	—

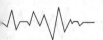

4. 电解质、血糖、血酮、肝肾功能检查 见表 2-3。

表 2-3 电解质、血糖、血酮、肝肾功能检查报告单

项目名称	结 果	单 位	正常值范围	结 论
钾	3.56	mmol/L	3.5~5.5	—
钠	138	mmol/L	137~145	—
氯	103	mmol/L	95~105	—
钙	2.37	mmol/L	2.25~2.58	—
镁	0.9	mmol/L	0.8~1.2	—
磷	1.02	mmol/L	0.97~1.61	—
血糖	4.79	mmol/L	3.9~6.1	—
乳酸	1.10	mmol/L	0.44~1.78	—
酮体	阴性		阴性	—
总胆红素	14.3	μmol/L	3.4~17.1	—
直接胆红素	3.8	μmol/L	0~6.8	—
间接胆红素	9.5	μmol/L	1.7~10.2	—
总蛋白	69.5	g/L	60~80	—
白蛋白	43	g/L	40~55	—
球蛋白	25.1	g/L	20~30	—
白蛋白 / 球蛋白	1.6		（1.5~2.5）：1	—
丙氨酸转氨酶	12.2	U/L	5~40	—
天冬氨酸转氨酶	15.1	U/L	8~40	—
碱性磷酸酶	78	U/L	45~125（男） 30~135（女）	—
γ- 谷氨酰转移酶	23	U/L	11~50（男） 7~32（女）	—
总胆汁酸	6	μmol/L	0~10	—
半胱氨酸蛋白酶抑制剂 C（胱抑素，Cys-C）	1.03	mg/L	0.6~2.5	—
免疫球蛋白 A	2.55	g/L	0.7~3.5	—
免疫球蛋白 G	12.71	g/L	7.0~16.6	—
尿素	3.29	mmol/L	3.2~7.1	—
肌酐	71	μmol/L	53~106（男） 44~97（女）	—
尿酸	263	μmol/L	208~428（男） 155~357（女）	—

5. 血常规检查 见表2-4。

表2-4 血常规检查报告单

项目名称	结 果	单 位	正常值范围	结 论
白细胞计数	6.53	$10^9/L$	4.0~10.0	—
淋巴细胞百分比	28.4	%	20~40	—
淋巴细胞计数	1.85	$10^9/L$	0.8~4.0	—
单核细胞百分比	5.0	%	3~8	—
单核细胞计数	0.33	$10^9/L$	0.12~0.8	—
中性粒细胞百分比	65.4	%	50~70	—
中性粒细胞计数	4.27	$10^9/L$	2.0~7.0	—
嗜酸性粒细胞百分比	0.9	%	0.5~5.0	—
嗜酸性粒细胞计数	0.06	$10^9/L$	0.05~0.5	—
嗜碱性粒细胞百分比	0.3	%	0~1	—
嗜碱性粒细胞计数	0.02	$10^9/L$	0~0.1	—
红细胞计数	5.03	$10^{12}/L$	4.0~5.5(男) 3.5~5.0(女)	—
血红蛋白浓度	140	g/L	120~160(男) 110~150(女)	—
血细胞比容	0.44	L/L	0.4~0.5(男) 0.37~0.48(女)	—
平均红细胞容积	8.66	fl	80~100	—
平均红细胞血红蛋白含量	27.8	pg	27~34	—
平均红细胞血红蛋白浓度	321	g/L	320~360	—
红细胞体积分布宽度-CV	14.3	%	11.5~14.5	—
红细胞体积分布宽度-SD	43.8	fl	35.1~43.9	—
血小板计数	340	$10^9/L$	100~300	—
血小板体积分布宽度	15	%	15~17	—
血小板平均容积	9.5	fl	7~11	—
大血小板比例	17.8	%	13~43	—
血小板压积	0.27	%	0.11~0.28	—

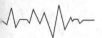

6. 血气分析检查 见表 2-5。

表 2-5 血气分析检查报告单

项目名称	结 果	单 位	正常值范围	结 论
pH 值（T）	7.404		7.35~7.45	—
二氧化碳分压（T）	41.8	mmHg	35~45	—
氧分压（T）	85	mmHg	80~100	—
pH 值（S）	7.416		7.35~7.45	—
二氧化碳分压（S）	42	mmHg	35~45	—
氧分压（S）	86	mmHg	80~100	—
碳酸氢根浓度	25.6	mmol/L	22~26	—
标准碳酸氢盐	24.8	mmol/L	22~26	—
细胞外剩余碱	0.8	mmol/L	−3~3	—
剩余碱	0.7	mmol/L	−3~3	—
动脉血氧含量	16.1	ml/dl	19~21	—
血氧饱和度	95.7	%	95~100	—
平均肺泡氧分压	100	mmHg	100	—
二氧化碳总量	24	mmol/L	24~32	—
肺泡动脉氧分压差	16.8	mmHg	15~20	—
阴离子间隙	15.0	mmol/L	8~16	—
动脉 PO_2/ 肺泡 PO_2	85	%	85~95	—
温度	36.8	℃		—
吸氧浓度	21	%		—
钾（动脉血）	3.52	mmol/L	3.4~5.5	—
钠（动脉血）	142.7	mmol/L	135~145	—
氯（动脉血）	99.7	mmol/L	95~105	—
游离钙（动脉血）	1.16	mmol/L	1.10~1.34	—

7. 胸部 X 线检查　见图 2-3、图 2-4。

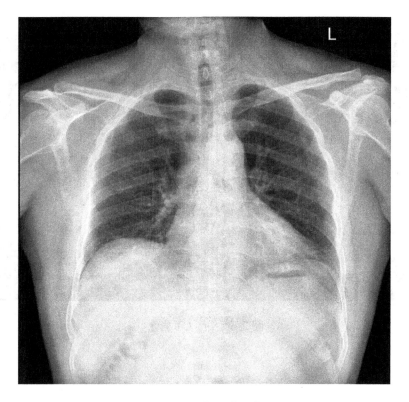

图 2-3　胸部 X 线影像

医学影像报告单

姓　　名:	性　　别: 男	年　　龄: 35岁
检 查 号:	检查时间:	住 院 号:
送检科室:	送检医生:	收费类型:
检查部位: 胸部正位片	检查方法:	
报告医生:	审核医生:	

影像所见:
　　两肺纹理显示清晰,两肺野内未见实变影,心影呈横位,两膈未见异常,胸部所见诸肋骨及双侧锁骨骨质结构未见异常。

诊断结论:
　　胸部X线检查未见异常。

图 2-4　胸部 X 线检查报告单

8. 头颅CT检查 见图2-5、图2-6。

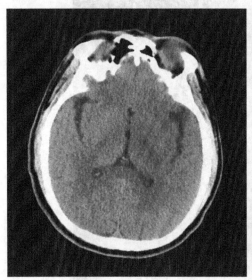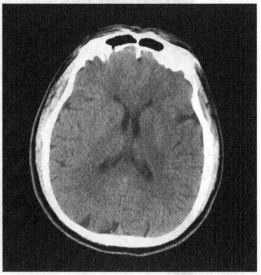

图2-5 头颅CT影像

医 学 影 像 报 告 单

姓　　名：	性　　别：男	年　　龄：35岁
检 查 号：	检查时间：	住 院 号：
送检科室：	送检医生：	收费类型：
检查部位：头颅（64排CT平扫）		检查方法：
报告医生：	审核医生：	

影像所见：

CT平扫（横轴位）：
脑实质未见确切异常密度影；脑室系统未见确切异常；脑沟、脑裂未见确切异常；中线结构居中；颅骨骨质结构未见确切异常。

诊断结论：
头颅CT平扫未见异常。

图2-6 头颅CT检查报告单

【标准化病人剧本】

情景案例前情提要:

时间:上午。

地点:急诊科门诊,急诊科抢救室。

情节:学员(1 名)是今天的急诊当班医生,一位中年男性患者(李某,35 岁)因突发心悸、晕厥 1 次,在其家属(1 名)陪同下前来急诊科就诊,随即将其送入急诊科抢救室。5 个月前该患者无明显诱因出现胸痛,到当地医院就诊,被诊断为急性心肌梗死,于前降支近段植入支架 1 枚,术后规范服药。

表演要求:

1. SP1(患者)急性面容,心悸,头晕。

2. SP2(患者家属)表情着急,非常担心。

3. 本次发病的主要症状由患者回答,较长的病史、个人史、家族史由患者家属回答。

4. 询问病史时,若医生没有询问,患者和患者家属不做过多回答。

情景	医生问题	SP1(患者)回答	SP2(患者家属)回答
自我介绍	您好!我是今天的当班医生,××医生,现在由我来为您接诊。		您好!××医生。
一般情况询问	请问患者叫什么名字?多大年纪了?做什么工作?		他叫李某,35 岁,职员。
	这是您的什么人?		我丈夫。
现病史询问	您觉得哪里不舒服?	我感觉心跳加快,头晕。	
	发作多长时间了?	一发作就来了。	
	一直发作没有缓解吗?	刚刚心跳很快,头晕,还晕倒了,现在反而没有那么严重了。	
	心悸、头晕发生前,您在干什么?	没干什么,就是在家里休息。	
	头晕前有没有改变体位?有没有情绪紧张的情况?有没有受到惊吓?	没有。	
	心悸、头晕持续了多长时间?	一两分钟。	
	有没有摔伤、意识丧失、四肢抽搐、大小便失禁?	没有。	
	病情发作前有没有咳嗽、排尿、突然转头的情况?	没有。	
	还有其他的不舒服吗?	感觉没力气。	
	以前也这样心悸头晕过吗?	没有。	

情景	医生问题	SP1(患者)回答	SP2(患者家属)回答
既往史询问	那有过其他病吗?		5个月前他突然胸痛,在外院诊断为急性心肌梗死,还放了支架。
	那有吃什么药吗?	就是治冠心病的药。	有阿司匹林肠溶片、硫酸氢氯吡格雷片、阿托伐他汀钙片。
	吃了多长时间?		上次发病之后一直在吃,已经5个月了。
	上次住院的病历带来了吗?		来得匆忙,没带。
	那有高血压、糖尿病之类的慢性病吗?		没有。
	有肝炎、结核等传染病吗?		没有。
个人史询问	最近精神状态怎么样?睡眠怎么样?	都还可以。	
	饮食、大小便情况怎么样?	还可以。	
	平时吃的东西油腻吗?	放支架后,就吃得比较清淡了。	
	对什么药物或其他东西过敏吗?	没有。	
	抽烟、喝酒吗?	不喝酒,以前抽烟,放支架后就没抽了。	
	有几个小孩?		两个。
家族史询问	家里人有过类似的情况吗?		他爸爸也有冠心病。
	家族还有什么遗传性疾病吗?		没有。
病情告知			(主动发问)医生,我丈夫得的是什么病?严不严重啊?
	结合您丈夫的症状和病史,考虑心律失常可能,接下来我们要给他做心电图,抽血化验,进一步明确诊断。		好的,那尽快做检查吧,谢谢!
治疗告知	您丈夫的检查结果出来了,是室性心动过速。		这种病严不严重,能治好吗?
	这种病是由于……(向患者及家属解释病情)		大概明白了,那怎么治呢?
	需要进行药物复律(或电复律)。		这个治疗风险大不大?要多少钱?
	您丈夫的这个情况……(告知患者及其家属进行药物复律或电复律的必要性、重要性和风险,以及大概的治疗费用)		那好吧,我了解了,请尽快安排,我丈夫现在还是很不舒服。
	治疗已经完成了,接下来需要您清楚……(告知患者及其家属室性心动过速患者复律后继续动态观察心脏电活动情况的重要性)		我知道了,谢谢!

【学习行为评估】

室性心动过速的识别与处理医学模拟教学学习行为评估表

演示学员：		学员年级：			总得分（满分100分）：		
导　　师：		助　　教：			SP：		
评估地点：					评估日期时间：		

<table>
<tr><td colspan="8" align="center">一、问诊评估</td></tr>
<tr><td>序号</td><td colspan="2">评估项目</td><td colspan="4">评　分</td><td>得分
（满分20分）</td></tr>
<tr><td>1</td><td colspan="2">主诉</td><td>□未完成
（0分）</td><td>□一般
（0.5分）</td><td>□良好
（1分）</td><td>□优秀
（2分）</td><td rowspan="15"></td></tr>
<tr><td>2</td><td rowspan="10">现病史</td><td>主要症状</td><td colspan="2">□未完成（0分）</td><td colspan="2">□完成（1分）</td></tr>
<tr><td>3</td><td>起病时间</td><td colspan="2">□未完成（0分）</td><td colspan="2">□完成（1分）</td></tr>
<tr><td>4</td><td>诱因</td><td colspan="2">□未完成（0分）</td><td colspan="2">□完成（1分）</td></tr>
<tr><td>5</td><td>部位</td><td colspan="2">□未完成（0分）</td><td colspan="2">□完成（1分）</td></tr>
<tr><td>6</td><td>性质</td><td colspan="2">□未完成（0分）</td><td colspan="2">□完成（1分）</td></tr>
<tr><td>7</td><td>持续时间</td><td colspan="2">□未完成（0分）</td><td colspan="2">□完成（1分）</td></tr>
<tr><td>8</td><td>伴随症状</td><td colspan="2">□未完成（0分）</td><td colspan="2">□完成（1分）</td></tr>
<tr><td>9</td><td>鉴别相关阴性症状</td><td colspan="2">□未完成（0分）</td><td colspan="2">□完成（1分）</td></tr>
<tr><td>10</td><td>诊疗经过</td><td colspan="2">□未完成（0分）</td><td colspan="2">□完成（1分）</td></tr>
<tr><td>11</td><td>一般情况</td><td colspan="2">□未完成（0分）</td><td colspan="2">□完成（1分）</td></tr>
<tr><td>12</td><td colspan="2">既往史</td><td>□未完成
（0分）</td><td>□一般
（0.5分）</td><td>□良好
（1分）</td><td>□优秀
（2分）</td></tr>
<tr><td>13</td><td colspan="2">个人史</td><td>□未完成
（0分）</td><td>□一般
（0.5分）</td><td>□良好
（1分）</td><td>□优秀
（2分）</td></tr>
<tr><td>14</td><td colspan="2">家族史</td><td>□未完成
（0分）</td><td>□一般
（0.5分）</td><td>□良好
（1分）</td><td>□优秀
（2分）</td></tr>
<tr><td>15</td><td colspan="2">人文关怀</td><td>□未完成
（0分）</td><td>□一般
（0.5分）</td><td>□良好
（1分）</td><td>□优秀
（2分）</td></tr>
<tr><td colspan="8" align="center">二、临床思维及操作评估</td></tr>
<tr><td>序号</td><td colspan="2">评估项目</td><td colspan="4">评　分</td><td>得分
（满分35分）</td></tr>
<tr><td>16</td><td rowspan="4">针对性体格检查（心肺听诊）</td><td>体位</td><td colspan="2">□不正确（0分）</td><td colspan="2">□正确（2分）</td><td rowspan="7"></td></tr>
<tr><td>17</td><td>部位</td><td colspan="2">□不正确（0分）</td><td colspan="2">□正确（2分）</td></tr>
<tr><td>18</td><td>顺序</td><td colspan="2">□不正确（0分）</td><td colspan="2">□正确（2分）</td></tr>
<tr><td>19</td><td>内容</td><td>□未完成
（0分）</td><td>□一般
（2分）</td><td>□良好
（4分）</td><td>□优秀
（5分）</td></tr>
<tr><td>20</td><td rowspan="2">心电图检查</td><td>操作</td><td colspan="2">□未完成（0分）</td><td colspan="2">□完成（3分）</td></tr>
<tr><td>21</td><td>诊断</td><td colspan="2">□不正确（0分）</td><td colspan="2">□正确（5分）</td></tr>
<tr><td>22</td><td colspan="2">血液生化学检查</td><td colspan="2">□未完成（0分）</td><td colspan="2">□完成（3分）</td></tr>
</table>

序号	评估项目		评　分			得分（满分35分）
23	影像学检查		□未完成（0分）		□完成（3分）	
24	疾病诊断		□未完成（0分）	□一般（5分）	□良好（7分）　□优秀（10分）	

三、处理评估

序号	评估项目		评　分			得分（满分30分）
25	一般治疗	吸氧	□未完成（0分）		□完成（2分）	
26		心电监护	□未完成（0分）		□完成（2分）	
27		开通静脉通道	□未完成（0分）		□完成（2分）	
28		告病危	□未完成（0分）		□完成（2分）	
29	抗心律失常药物治疗（或电复律）		□未完成（0分）		□完成（9分）	
30	报告上级医师		□未完成（0分）		□完成（2分）	
31	联系心内科急会诊		□未完成（0分）		□完成（2分）	
32	沟通病情，解释进行药物复律（或电复律）的重要性及复律后动态观察心脏电活动情况的必要性		□未完成（0分）	□一般（2分）	□良好（4分）　□优秀（6分）	
33	人文关怀		□未完成（0分）	□一般（1分）	□良好（2分）　□优秀（3分）	

四、用时评估

序号	评估项目	完成要求	未完成（0分）	完成（5分）	得分（满分15分）
34	正确识别室性心动过速心电图	10min 内			
35	及时追问电解质、血糖、血酮检查结果	20min 内			
36	联系心内科急会诊及报告上级医师	20min 内			

（胡　明）

实训项目三
高血压急症的识别与处理

【教学目标】

1. 学员能准确进行高血压急症患者的病情识别与诊断。
2. 学员能准确测量血压并对血压水平进行结果判断。
3. 学员能进行针对性体格检查,并完善必要的辅助检查。
4. 学员能及时告知患者及其家属病情,并完成相关治疗前谈话。
5. 学员在诊疗过程中能对患者及其家属进行人文关怀。
6. 学员能归纳总结出高血压急症患者的正确处理流程。

【教学对象】

二至三年级规培医师(含并轨专业型硕士研究生)、实习医师、住院医师、进修医师。

【教学方法】

情景模拟教学法。

【教学时数】

4学时。

【学员知识储备】

1. 学员已学习高血压病、高血压急症的理论课程。
2. 已自学《中国高血压防治指南(2018年修订版)》《中国急诊高血压诊疗专家共识(2017修订版)》、2023年欧洲高血压协会(ESH)《高血压管理指南》。

【教学地点】

临床技能中心、临床示教室。

【参与教学人员】

导师1名、助教1名、标准化病人(SP)2名、配合护士1名。

【主要设备及物品】

心电监护模拟教学系统、心肺听诊音频及播放设备(或心肺听诊模型)、心电图机、听诊器、血压计、计算机、投影设备。

【导师引导性反馈要点】

1. 头痛症状特点的问诊。
2. 高血压病史的详细问诊。
3. 测量血压及血压水平结果判断。
4. 针对性体格检查,尤其是神经系统检查。
5. 及时进行头颅 CT 检查的重要性。
6. 疾病诊断与鉴别诊断的临床思维过程。
7. 控制性降压对患者的重要性及控制性降压的用药策略。
8. 与患者及其家属的病情沟通。
9. 归纳梳理高血压急症患者的正确处理流程。

【课后评估、调查工具】

1. 学习行为评估表。
2. 医学模拟教学课后评价调查表(附录一)。
3. Mini-CEX 评分表(附录二)。

【模拟案例运行设计】

情景案例前情提要：

时间：晚上。

地点：急诊科门诊、急诊科抢救室。

情节：学员（1名）是今天的急诊当班医生，一位老年男性患者（唐某，70岁）因出现头晕头痛，伴恶心欲吐，乏力，走路不稳，烦躁不安，在其家属（1名）陪同下自行前来急诊科就诊。

关键事件	学习目标	标的反应	模拟设置
一、学员做出正确病情判断及恰当处理 接诊患者。患者头晕头痛，伴恶心欲吐，乏力，走路不稳，烦躁不安	1. 得体接待患者，体现人文关怀。 2. 熟练进行问诊。 3. 熟练进行血压测量及体格检查	人文： 1. 自我介绍，接待患者，表现出良好的人文关怀，建立良好的医患沟通基础。 医疗： 2. 问诊时突出重点，不遗漏重要病史。 3. 有针对性地进行体格检查，重点为血压测量、神经系统检查、心脏听诊	1. 配合播放心肺听诊音频或在心肺听诊模型上听诊（声音外放）。 2. 提供体格检查结果。 （1）神志：烦躁不安。 （2）胸部：双肺呼吸音粗，未闻及干湿啰音。 （3）心脏：心界不大，心率98次/min，心音正常，未闻及杂音。 （4）神经系统：四肢肌力、肌张力正常，生理反射存在，病理反射未引出； （5）生命体征：T 36.3℃，HR 98次/min，P 98次/min，R 22次/min，BP 210/122mmHg
学员正确判断病情，处理恰当	1. 能按头痛的处理流程对患者进行处理 2. 能与患者及其家属进行良好沟通，体现良好人文关怀	医疗： 1. 一般治疗：吸氧，安静休息，心理护理，监测生命体征，维持水电解质平衡。 2. 心电监护。 3. 开通静脉通道。 4. 进行急诊血常规、尿常规、肝肾功能、电解质、血清脂防酶、血清淀粉酶、心肌酶学检查。 5. 床旁心电图检查，急诊头颅CT检查。 6. 下达病重通知； 人文： 7. 告病重，告知患者及其家属病情，做好人文关怀	1. 模拟监护仪显示：（状态0）T 36.3℃，HR 98次/min，R 22次/min，BP 210/122mmHg，SpO$_2$ 98%；心电波形示窦性心律。 2. 提供心电图机

续表

	关键事件	学习目标	标的反应	模拟设置
一、学员做出正确病情判断及恰当处理	患者头晕头痛加重,恶心欲吐,乏力,烦躁,家属询问医生	1. 能及时做好病情汇报,发出会诊申请。2. 能与患者家属进行良好沟通	医疗:1. 请心内科、神经内科急会诊,报告上级医师。人文:2. 与患者家属进一步沟通解释病情,安抚患者及其家属情绪	1. 接诊后 10min,模拟监护仪显示:(状态 1)T 36.3℃,HR 100 次 /min,R 24 次 /min,SpO₂ 98%;心电波形示窦性心律。2. 患者头晕头痛加重,恶心欲吐,乏力,烦躁
	头颅 CT 等各项检查结果回报,学员做出正确诊断及处理	1. 能及时追问关键辅助检查结果。2. 能根据已获得的临床资料做出正确诊断。3. 能对高血压急症患者进行正确的药物降压治疗	医疗:1. 追问头颅 CT 检查结果。2. 判读各项检查结果。3. 头颅 CT 检查结果回报,排除急性缺血性、出血性脑卒中,做出高血压急症的疾病诊断。4. 进一步处理:静脉微泵降压控制性降压	提供心电图、头颅 CT 等各项检查报告单
	患者烦躁症状改善,仍有头晕,家属发现血压仍较高,询问医生	1. 能对高血压急症患者熟练应用静脉微泵降压药物以控制性降压。2. 能及时根据病情将患者转入相应科室进一步治疗。3. 能与患者家属沟通,解释控制性降压的必要性	医疗:1. 向护士强调须根据血压值调整降压药物的剂量,进行控制性降压。2. 通知护士准备将患者转入心内科病房进一步诊治。人文:3. 与患者家属沟通病情,解释控制性降压的重要性	1. 用药后,模拟监护仪显示:(状态 2)T 36.3℃,HR 94 次 /min,R 20 次 /min,BP 198/106mmHg;心电波形示窦性心律。2. 患者烦躁症状改善,仍有头晕。3. 任务完成
二、学员先做出不正确病情判断及不恰当处理,后纠正	接诊患者。将病情错误判断为急性脑梗死,消化系统疾病,处理不恰当		医疗:1. 问诊。2. 体格检查。3. 病情判断:考虑急性脑梗死,消化系统疾病。4. 不恰当处理:(1)予止头晕,止吐,抗血小板聚集治疗。(2)进行急诊腹部 CT,头颅 CT,血常规,血清脂肪酶、血清淀粉酶检查	1. 若学员未下医嘱进行心电监护,护士可提醒,并予心电监护。2. 模拟监护仪显示:(状态 0)T 36.3℃,SpO₂ 98%;BP 210/122mmHg,R 22 次 /min,HR 98 次 /min;心电波形示窦性心律

续表

关键事件	学习目标	标的反应	模拟设置
二学员先做出不正确病情判断及不恰当处理,后纠正	患者病情恶化,头晕头痛加重,意识逐渐模糊,血压升高	医疗: 学员追问检查结果	1. 接诊后 10min 未做出正确处理,模拟监护仪显示:(状态 3)T 36.3 ℃,HR 100 次 /min,R 24 次 /min,BP 230/130mmHg,SpO₂ 98%;心电波形示窦性心律。 2. 患者头晕头痛加重,恶心欲吐,乏力,意识逐渐模糊
	检查结果回报。学员重新评估病情后,做出正确判断	医疗: 1. 学员根据检查结果重新评估病情,做出高血压急症的疾病诊断。 2. 请心内科急诊会诊,报告上级医师。 人文: 3. 学员重新与患者家属沟通病情,安抚患者及其家属情绪	提供腹部 CT、头颅 CT、血常规、血清脂肪酶检查结果
三学员仍未对病情做出正确判断及恰当处理,患者病情未缓解	做出正确处理	医疗: 1. 请心内科急诊会诊,报告上级医师。 2. 立即吸氧。 3. 开通静脉通道。 4. 床旁心电图检查。急诊心肌酶学检查。 5. 下达病重通知。 6. 静脉微泵降压药物控制性降压。 人文: 7. 与患者家属沟通病情,解释控制性降压的重要性	1. 用药后,模拟监护仪显示:(状态 2)T 36.3℃,HR 94 次 /min,R 20 次 /min,BP 198/106mmHg,SpO₂ 98%;心电波形示窦性心律。 2. 患者烦躁症状改善,仍有头晕。 3. 任务完成
			1. 患者进入状态 3 后,学员未及时做出正确处理,模拟监护仪显示:(状态 4)T 36.8℃,HR 100 次 /min,BP 244/128mmHg,SpO₂ 91%;心电波形示窦性心律。 2. 患者病情恶化:意识丧失,陷入昏迷。 3. 任务失败

说明:无条件完成的医嘱,护士可以口头执行

【模拟案例运行示意图】

模拟案例运行示意见图 3-1。

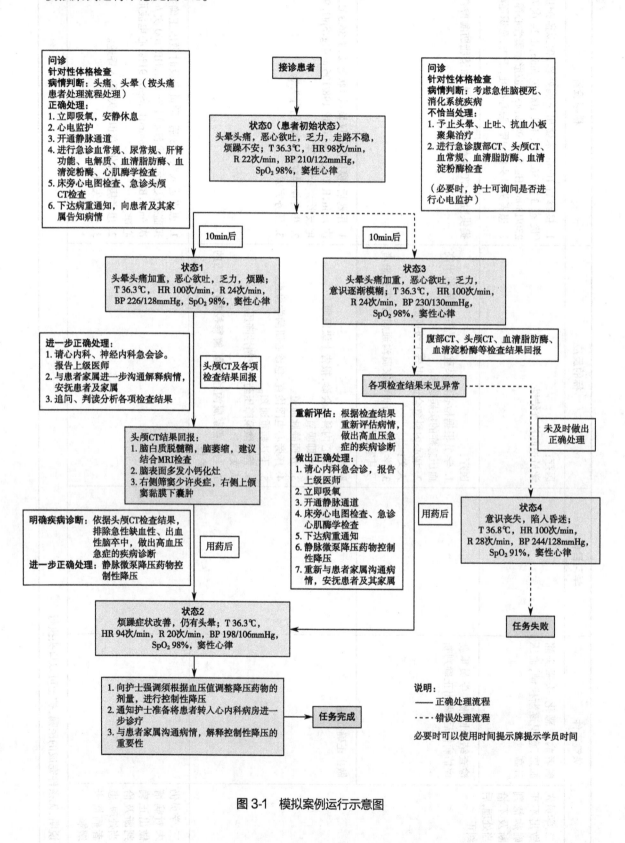

图 3-1　模拟案例运行示意图

【设备物品清单】

序号	设备物品名称	规格	数量	要求
1	门诊接诊桌椅	医院常规	1	
2	病床	医院常规	1	
3	吸氧设备	医院常规	1	
4	心电监护模拟教学系统		1	提前调试,录入数据
5	心肺听诊音频及播放设备(或心肺听诊模型)		1	提前调试
6	心电图机		1	
7	体温计		1	
8	压舌板		1	
9	听诊器		1	
10	血压计		1	
11	手电筒		1	
12	叩诊锤		1	
13	体格检查结果提示牌		1	打印
14	心电图检查结果	图纸	1	打印图3-2
15	血常规、血液生化、心肌酶学检查报告单		1	打印表3-1、表3-2、表3-3
16	尿常规检查报告单		1	打印表3-4
17	头颅CT检查结果		1	打印图3-3、图3-4
18	腹部CT检查结果		1	打印图3-5、图3-6
19	计算机、投影设备		1	提前调试
20	时间提示牌		按需	打印

【模拟心电监护教学系统参数设置】

状态	状态参数	患者情况
状态0	T 36.3℃,HR 98次/min,R 22次/min,BP 210/122mmHg,SpO$_2$ 98%,窦性心律	头晕头痛,恶心欲吐,乏力,烦躁不安
状态1	T 36.3℃,HR 100次/min,R 24次/min,BP 226/128mmHg,SpO$_2$ 98%,窦性心律	头晕头痛加重,恶心欲吐,乏力,烦躁
状态2	T 36.3℃,HR 94次/min,R 20次/min,BP 198/106mmHg,SpO$_2$ 98%,窦性心律	烦躁症状改善,仍有头晕
状态3	T 36.3℃,HR 100次/min,R 24次/min,BP 230/130mmHg,SpO$_2$ 98%,窦性心律	头晕头痛加重,恶心欲吐,乏力,意识逐渐模糊
状态4	T 36.8℃,HR 100次/min,R 28次/min,BP 244/128mmHg,SpO$_2$ 91%,窦性心律	意识丧失,陷入昏迷

【体格检查结果】

1. 神志:烦躁不安。

2. 胸部:双肺呼吸音粗,未闻及干湿啰音。

3. 心脏:心界不大,心率98次/min,心音正常,未闻及杂音。

4. 神经系统:四肢肌力、肌张力正常;生理反射存在;病理反射未引出。

5. 生命体征:T 36.3℃,HR 98次/min,P 98次/min,R 22次/min,BP 210/122mmHg。

余未见异常。

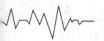

【辅助检查结果】

1. 心电图检查　见图 3-2。

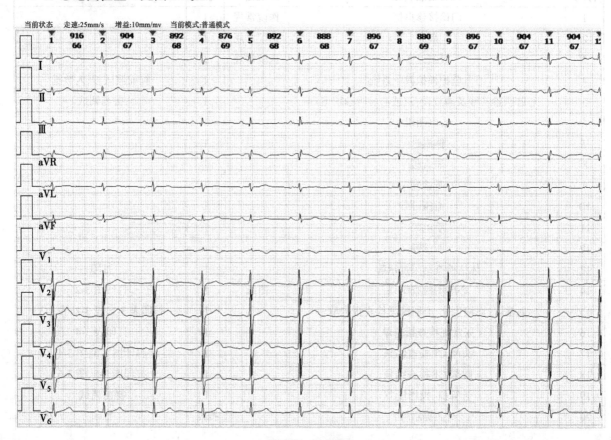

图 3-2　心电图

心电图诊断:窦性心律,未见异常

2. 血常规检查　见表 3-1。

表 3-1　血常规检查报告单

项目名称	结果	单位	正常值范围	结论
白细胞计数	11.1	10^9/L	4.0~10.0	↑
淋巴细胞百分比	29	%	20~40	—
淋巴细胞计数	1.9	10^9/L	0.8~4	—
单核细胞百分比	3.1	%	3~8	—
单核细胞计数	0.3	10^9/L	0.12~0.8	—
中性粒细胞百分比	76.2	%	50~70	↑
中性粒细胞计数	6.2	10^9/L	2.0~7.0	—
嗜酸性粒细胞百分比	0.1	%	0.5~5	↓
嗜酸性粒细胞计数	0.43	10^9/L	0.05~0.5	—
嗜碱性粒细胞百分比	0.1	%	0~1	—
嗜碱性粒细胞计数	0.05	10^9/L	0~0.1	—
红细胞计数	4.5	10^{12}/L	4.0~5.5(男) 3.5~5.0(女)	

项目名称	结果	单位	正常值范围	结论
血红蛋白浓度	145	g/L	120~160（男） 110~150（女）	—
血细胞比容	0.46	L/L	0.4~0.5（男） 0.37~0.48（女）	—
平均红细胞容积	91	fl	80~100	—
平均红细胞血红蛋白含量	29	pg	27~34	—
平均红细胞血红蛋白浓度	399	g/L	320~360	↑
红细胞体积分布宽度 -CV	16.2	%	11.5~14.5	↑
红细胞体积分布宽度 -SD	40.1	fl	35.1~43.9	—
血小板计数	256	10^9/L	100~300	—
血小板体积分布宽度	16	%	15~17	—
血小板平均容积	9.7	fl	7~11	—
大血小板比例	18.7	%	13~43	—
血小板压积	0.26	%	0.11~0.28	—

3. 肝肾功能、电解质、血清脂肪酶、血清淀粉酶检查　见表 3-2。

表 3-2　肝肾功能、电解质、血清脂肪酶、血清淀粉酶检查报告单

项目名称	结果	单位	正常值范围	结论
总胆红素	17	μmol/L	3.4~17.1	—
直接胆红素	6.1	μmol/L	0~6.8	—
间接胆红素	10.9	μmol/L	1.7~10.2	—
总蛋白	62	g/L	60~80	—
白蛋白	40	g/L	40~55	—
球蛋白	22	g/L	20~30	—
白蛋白 / 球蛋白	1.8		（1.5~2.5）：1	—
丙氨酸转氨酶	9	U/L	5~40	—
天冬氨酸转氨酶	19	U/L	8~40	—
碱性磷酸酶	98	U/L	45~125（男） 30~135（女）	—
γ- 谷氨酰转移酶	13	U/L	11~50（男） 7~32（女）	—
总胆汁酸	7.9	μmol/L	0~10	—
半胱氨酸蛋白酶抑制剂 C （胱抑素，Cys-C）	2.3	mg/L	0.6~2.5	—
免疫球蛋白 A	3.0	g/L	0.7~3.5	—
免疫球蛋白 G	15.5	g/L	7.0~16.6	—
尿素	5.3	mmol/L	3.2~7.1	—
肌酐	101	μmol/L	53~106（男） 44~97（女）	—
尿酸	456	μmol/L	208~428（男） 155~357（女）	↑

项目名称	结果	单位	正常值范围	结 论
钾	3.8	mmol/L	3.5~5.5	—
钠	139	mmol/L	137~145	—
氯	104	mmol/L	95~105	—
钙	2.1	mmol/L	2.25~2.58	↓
镁	1.0	mmol/L	0.8~1.2	—
磷	1.1	mmol/L	0.97~1.61	—
血脂肪酶	289	U/L	<1 500	—
血淀粉酶	62	U/L	35~135	—

4. 心肌酶学检查 见表 3-3。

表 3-3 心肌酶学检查报告单

项目名称	结果	单位	正常值范围	结 论
天冬氨酸转氨酶	19	U/L	8~40	—
肌酸激酶	9	U/L	50~310（男） 40~200（女）	↓
肌酸激酶同工酶	19	IU/L	0~24	—
乳酸脱氢酶	167	U/L	120~250	—
α- 羟基丁酸脱氢酶	62	IU/L	72~182	↓
肌红蛋白	33	μg/L	6~85	—
肌钙蛋白 I	0.0	μg/L	0~0.2	—

5. 尿常规检查 见表 3-4。

表 3-4 尿常规检查报告单

项目名称	结果	单位	正常值范围	结 论
尿液颜色	淡黄色			—
尿液透明度	清			—
尿比重	1.020		1.015~1.025	—
酸碱度	6.0		4.5~8.0	—
尿蛋白	阴性		阴性	—
尿葡萄糖	阴性		阴性	—
尿酮体	阴性		阴性	—
尿胆原	阴性		阴性 / 弱阳性	—
胆红素	阴性		阴性	—
尿潜血	阴性		阴性	—
红细胞	0	个 /μL	0~5	—
白细胞	0	个 /μL	0~10	—
上皮细胞	1	个 /μL	0~20	—
异常红细胞	0	个 /μL	0~5	—
颗粒管型	0	个 /μL	<1	—

项目名称	结 果	单 位	正常值范围	结 论
透明管型	0	个 /μL	<1	—
其他管型	0	个 /μL	<1	—
尿酸盐结晶	0	个 /μL	<10	—
草酸钙结晶	0	个 /μL	<10	—
其他结晶	0	个 /μL	<10	—
细菌计数	10	个 /μL	0~50	—
酵母菌	0	个 /μL	0~10	—
滴虫	0	个 /μL	0	—

6. **头颅 CT 检查**　见图 3-3、图 3-4。

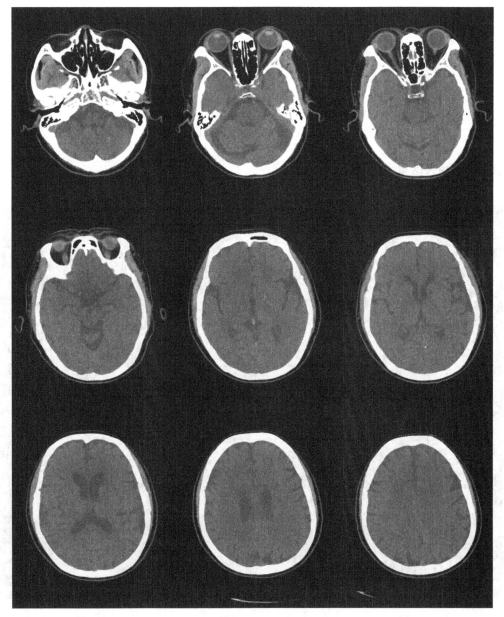

图 3-3　头颅 CT 影像

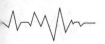

医学影像报告单

姓　　名: ▇▇ ▇	性　　别:男	年　　龄:70岁
检 查 号: ▇▇▇▇▇	检查时间: ▇▇·▇·▇▇ ▇▇·▇▇·▇▇	住 院 号: ▇▇▇▇▇
送检科室: ▇▇ ▇▇▇▇▇ ▇▇	送检医生: ▇▇·▇	收费类型: ▇▇·▇▇
检查部位: 头部 (64排CT平扫)		检查方法:
报告医生: ▇▇·▇▇	审核医生: ▇▇·▇▇	

影像所见:

CT平扫(横轴位):
双侧侧脑室周围白质见小斑片稍低密度模糊影;局部脑表面见小钙化灶;两侧脑室及脑沟、裂、池对称性增宽。中线结构居中。颅骨骨质结构完整,未见异常。右侧局部筛窦黏膜增厚,右侧上颌窦见圆形软组织样密度影,边界清楚。

诊断结论:
1. 脑白质脱髓鞘,脑萎缩,建议结合MRI检查。
2. 脑表面多发小钙化灶。
3. 右侧筛窦少许炎症,右侧上颌窦黏膜下囊肿。

图 3-4　头颅 CT 检查报告单

7. 腹部 CT 报告结果　见图 3-5、图 3-6。

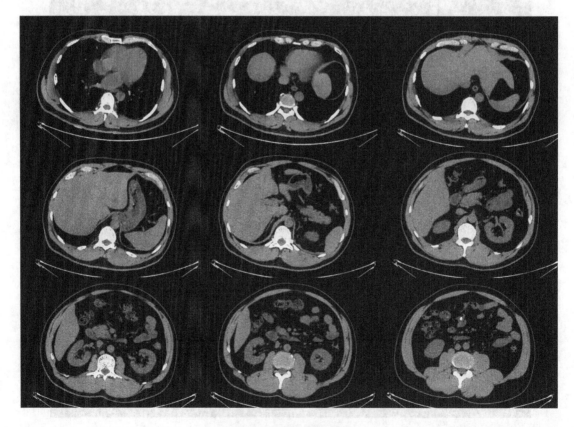

图 3-5　腹部 CT 影像

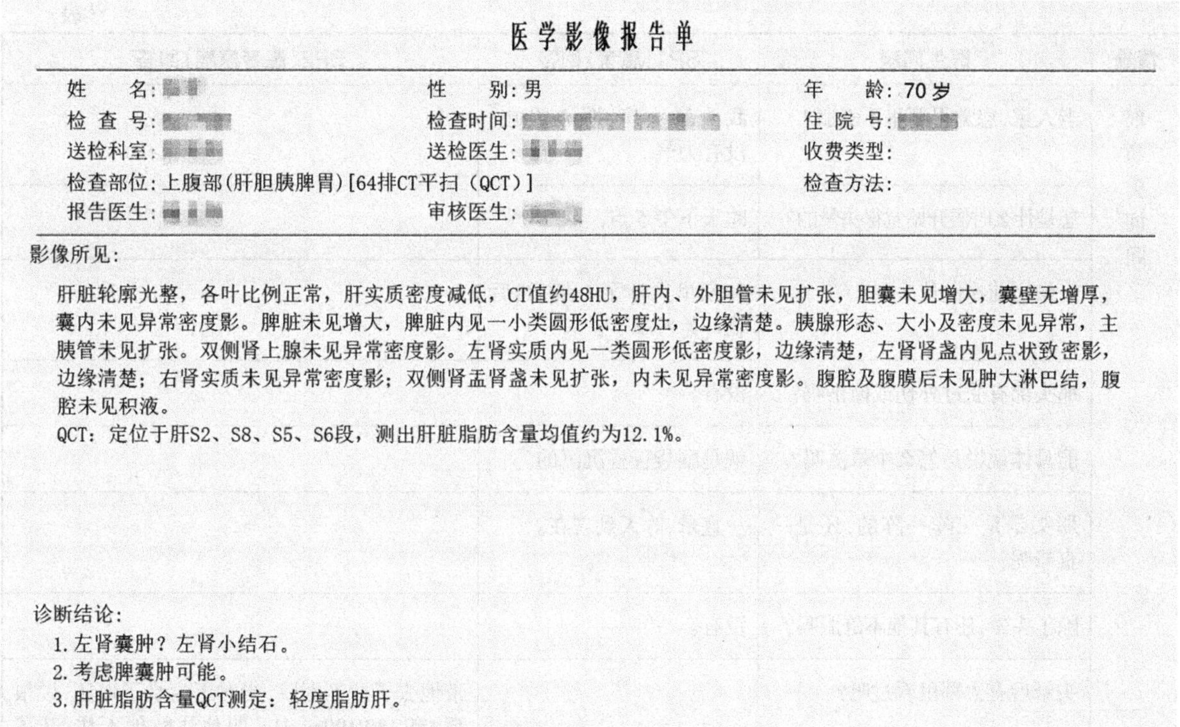

医学影像报告单

姓　名:▓	性　别:男	年　龄:70岁
检查号:▓	检查时间:▓	住院号:▓
送检科室:▓	送检医生:▓	收费类型:
检查部位:上腹部(肝胆胰脾胃)[64排CT平扫(QCT)]		检查方法:
报告医生:▓	审核医生:▓	

影像所见:

　　肝脏轮廓光整,各叶比例正常,肝实质密度减低,CT值约48HU,肝内、外胆管未见扩张,胆囊未见增大,囊壁无增厚,囊内未见异常密度影。脾脏未见增大,脾脏内见一小类圆形低密度灶,边缘清楚。胰腺形态、大小及密度未见异常,主胰管未见扩张。双侧肾上腺未见异常密度影。左肾实质内见一类圆形低密度影,边缘清楚,左肾肾盏内见点状致密影,边缘清楚;右肾实质未见异常密度影;双侧肾盂肾盏未见扩张,内未见异常密度影。腹腔及腹膜后未见肿大淋巴结,腹腔未见积液。

　　QCT:定位于肝S2、S8、S5、S6段,测出肝脏脂肪含量均值约为12.1%。

诊断结论:

　　1. 左肾囊肿? 左肾小结石。

　　2. 考虑脾囊肿可能。

　　3. 肝脏脂肪含量QCT测定:轻度脂肪肝。

图3-6　腹部CT检查报告单

【标准化病人剧本】

情景案例前情提要:
时间:晚上。 地点:急诊科门诊、急诊科抢救室。 情节:学员(1名)是今天的急诊当班医生,一位老年男性患者(唐某,70岁)因出现头晕头痛,伴恶心欲吐,乏力,走路不稳,烦躁不安,在其家属(1名)陪同下自行前来急诊科就诊。
表演要求: 1. SP1(患者)头晕,烦躁不安,恶心欲吐,全身乏力。 2. SP2(患者家属)表情着急,非常担心。 3. 本次发病的主要症状由患者回答,较长的病史、个人史、家族史由患者家属回答。 4. 询问病史时,若医生没有询问,患者和患者家属不做过多回答。

情景	医生问题	SP1(患者)回答	SP2(患者家属)回答
自我介绍	您好! 我是今天的当班医生,××医生,现在由我来为您接诊。		您好! ××医生。
一般情况询问	请问患者叫什么名字? 多大年纪了? 做什么工作?		他叫唐某,70岁,是一名农民。
	这是您的什么人?		我父亲。

续表

情景	医生问题	SP1（患者）回答	SP2（患者家属）回答
现病史询问	老人家，您觉得哪里不舒服？	我头晕头痛，恶心想吐，没有力气。	
	您是什么时候开始觉得头晕的？	昨天下午5点。	
	头晕之前在做什么呢？	和家里人吵了一架，然后就开始头晕了。	
	那头部有受过外伤或撞击吗？	没有。	
	能具体说说是怎么个晕法吗？	就是脑袋昏昏沉沉的。	
	那头晕是一阵一阵的，还是一直晕呢？	一直晕，昨天到现在。	
	除了头晕，还有其他不舒服吗？	没有。	
	头晕后有去哪里看过吗？		带他去了社区医院，当时医生量了血压，说很高，有180/100mmHg，叫他住院他不住，开了药也不吃，就直接回家了。
	血压平常有测过吗？有高血压吗？		有，大概20年了。
	头晕有从什么时候开始加重吗？什么时候开始出现头痛、想吐、没有力气的？	大概今天晚上8点的时候，头晕突然开始变得厉害，然后就开始头痛了，恶心想吐，没有力气。	
	头痛是怎么个痛法？有吐出东西吗？没有力气是全身没力气，还是具体哪个地方没有力气呢？	就是胀痛得厉害。没有吐东西，只是干呕。全身都没有力气。	
	今晚症状加重时有量血压或进行其他处理吗？	没有。	
	除了头晕头痛、恶心想吐、没有力气，还有其他不舒服吗？	没了。	
	以前头晕头痛过吗？		没听他说过。
既往史询问	有其他疾病吗？		没有。
	刚才说有高血压，是怎么发现的呢？		体检的时候发现的。

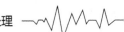

续表

情景	医生问题	SP1（患者）回答	SP2（患者家属）回答
既往史询问	当时有什么不舒服吗？	没有。	
	有去医院系统看过吗？	没有。	他朋友有高血压，在吃苯磺酸氨氯地平，他就也跟着一起吃了。
	服药规律吗？血压控制得怎么样？		他是血压高就吃，不高就不吃了。
	最近一次吃药是什么时候？	1个月前吧。	
	除了高血压，还有糖尿病等其他慢性病吗？		没有。
	有肝炎、结核等传染病吗？		没有。
	做过手术，有外伤、输血过吗？		没有。
个人史询问	最近精神状态怎么样？睡眠怎么样？	都还可以。	
	饮食、大小便情况怎么样？	还可以。	
	对什么药物或其他东西过敏吗？	没有。	
	抽烟、喝酒吗？	都不。	
	有几个小孩？	两个。	
家族史询问	家里人有过类似的情况吗？		没有。
	家族有什么遗传性疾病吗？		没有。
病情告知			（主动发问）医生，我父亲得的是什么病？严不严重啊？
	结合您父亲的症状和病史，考虑高血压急症可能，接下来我们要给他做心电图、头颅CT，抽血化验，以进一步明确诊断，排除急性脑血管意外。		好的，那尽快做检查吧，谢谢！
治疗告知	您父亲的检查结果出来了，是高血压急症。		这种病严不严重，能治好吗？
	这种病是由于……（向患者及其家属解释病情）		大概明白了，那怎么治呢？
	需要进行控制性静脉降压治疗		好的，医生。
	您父亲的这个情况，需要您知悉……（告知患者及家属控制性降压的重要性）		好的，知道了，谢谢医生！

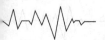

【学习行为评估】

高血压急症的识别与处理医学模拟教学学习行为评估表

演示学员：	学员年级：	总得分(满分100分)：
导　　师：	助　　教：	SP:
评估地点：		评估日期时间：

一、问诊评估

序号	评估项目		评　分				得分(满分20分)
1	主诉		□未完成(0分)	□一般(0.5分)	□良好(1分)	□优秀(2分)	
2	现病史	主要症状	□未完成(0分)		□完成(1分)		
3		起病时间	□未完成(0分)		□完成(1分)		
4		诱因	□未完成(0分)		□完成(1分)		
5		头晕性质	□未完成(0分)		□完成(1分)		
6		持续时间	□未完成(0分)		□完成(1分)		
7		血压水平	□未完成(0分)		□完成(1分)		
8		伴随症状	□未完成(0分)		□完成(1分)		
9		靶器官损害判断	□未完成(0分)		□完成(1分)		
10		可鉴别阴性症状	□未完成(0分)		□完成(1分)		
11		诊疗经过	□未完成(0分)		□完成(1分)		
12	既往史		□未完成(0分)	□一般(0.5分)	□良好(1分)	□优秀(2分)	
13	个人史		□未完成(0分)	□一般(0.5分)	□良好(1分)	□优秀(2分)	
14	家族史		□未完成(0分)	□一般(0.5分)	□良好(1分)	□优秀(2分)	
15	人文关怀		□未完成(0分)	□一般(0.5分)	□良好(1分)	□优秀(2分)	

二、临床思维及操作评估

序号	评估项目		评　分				得分(满分35分)
16	一般体格检查(心肺听诊)	体位	□不正确(0分)		□正确(1分)		
17		部位	□不正确(0分)		□正确(1分)		
18		顺序	□不正确(0分)		□正确(1分)		
19		内容	□未完成(0分)	□一般(1分)	□良好(2分)	□优秀(3分)	
20	神经系统体格检查	肌力、肌张力	□未完成(0分)	□一般(2分)	□良好(4分)	□优秀(5分)	
21		病理反射	□未完成(0分)	□一般(2分)	□良好(4分)	□优秀(5分)	

序号	评估项目		评 分				得分 （满分35分）
22	测量血压	操作	□未完成（0分）		□完成（2分）		
23		血压水平诊断	□不正确（0分）		□正确（2分）		
24	头颅CT检查		□未完成（0分）		□完成（5分）		
25	疾病诊断		□未完成 （0分）	□一般 （5分）	□良好 （7分）	□优秀 （10分）	

三、处理评估

序号	评估项目		评 分				得分 （满分30分）
26	一般治疗	吸氧	□未完成（0分）		□完成（2分）		
27		心电监护	□未完成（0分）		□完成（2分）		
28		开通静脉通道	□未完成（0分）		□完成（2分）		
29	进行急诊头颅CT检查，并追问结果		□未完成（0分）		□完成（5分）		
30	静脉微泵降压药物控制性降压		□未完成（0分）		□完成（5分）		
31	报告上级医师		□未完成（0分）		□完成（2分）		
32	联系心内科急会诊		□未完成（0分）		□完成（2分）		
33	沟通病情，解释控制性降压的重要性		□未完成 （0分）	□一般 （2分）	□良好 （4分）	□优秀 （6分）	
34	人文关怀		□未完成 （0分）	□一般 （1分）	□良好 （2分）	□优秀 （4分）	

四、用时评估

序号	评估项目	完成要求	未完成 （0分）	完成 （5分）	得分 （满分15分）
35	完成血压测量及血压水平判断	10min内			
36	高血压急症诊断	20min内			
37	完成静脉微泵降压药物控制性降压	20min内			

（凡永杰、袁锦花）

实训项目四

急性心房颤动的识别与处理

【教学目标】

1. 学员能准确进行急性心房颤动（以下称房颤）患者的病情识别与诊断。
2. 学员能熟练完成心电图检查操作并及时获得心电图诊断。
3. 学员能与患者家属及时充分沟通病情。
4. 学员能准确识别患者血流动力学状态，及时选择合适复律方案。
5. 学员能熟练进行药物复律。
6. 学员能熟练完成同步电复律操作。
7. 学员在诊疗过程中能对患者及其家属进行人文关怀。
8. 学员能够归纳总结出急性房颤患者的正确处理流程。

【教学对象】

二至三年级规培医师（含并轨专业型硕士研究生）、实习医师、住院医师、进修医师。

【教学方法】

情景模拟教学法。

【教学时数】

4 学时。

【学员知识储备】

1. 已学习心房颤动、急性房颤的理论课程及心电图检查技能操作课程。
2. 已自学《心房颤动诊断和治疗中国指南》（中华医学会心血管病学分会，中国生物医学工程学会心律分会，2023 年）。

【教学地点】

临床技能中心、临床示教室。

【参与教学人员】

导师 1 名、助教 1 名、标准化病人（SP）2 名、配合护士 1 名。

【主要设备及物品】

心电监护模拟教学系统、心肺听诊音频及播放设备(或心肺听诊模型)、模拟除颤仪(配套模拟人)、心电图机、血压计、听诊器、计算机、投影设备。

【导师引导性反馈要点】

1. 心悸、头晕症状特点的问诊。
2. 房颤病因及可能并发症的重点问诊。
3. 针对性体格检查。
4. 及时进行心电图检查的重要性。
5. 不能准确判读心电图图纸时,及时寻求帮助。
6. 疾病诊断与鉴别诊断的临床思维过程。
7. 血流动力学评估对急性房颤患者诊疗的重要性。
8. 房颤患者的药物复律策略。
9. 同步电复律重要性的告知。
10. 同步电复律操作。
11. 与患者及家属的病情沟通。
12. 归纳梳理急性房颤患者的正确处理流程。

【课后评估、调查工具】

1. 学习行为评估表。
2. 医学模拟教学课后评价调查表(附录一)。
3. Mini-CEX 评分表(附录二)。

[模拟案例运行设计]

情景案例前情提要：
时间：晚上 10 时。
地点：急诊科抢救室。
情节：学员（1 名）是今天的当班医生，"120"救护车送来一位老年男性患者（王某，60 岁），由家属（1 名）陪同。患者呈急性面容，自诉心悸、头晕，持续不缓解。即刻将其送入急诊科抢救室。

关键事件	学习目标	标的反应	模拟设置
一 学员做出正确判断及病情判断及处理恰当 "120"医师将患者送至抢救室，接诊患者。患者呈急性面容，自诉心悸、头晕，持续不缓解	1. 得体接待患者，体现人文关怀。 2. 熟练进行问诊。 3. 熟练进行体格检查	人文： 1. 自我介绍，接待患者，安抚患者情绪，表现出良好的人文关怀，建立良好的医患沟通基础。 医疗： 2. 问诊时，重点为症状出现的时间、地点、诱因，发病缓急，伴随症状。重点是： 3. 针对性体格检查。 (1) 心脏听诊特点：心律绝对不齐、第一心音强弱不等。 (2) 脉搏特点：短绌脉	1. 配合播放心肺听诊模型或在心肺听诊模型上听诊（声音外放）。 2. 提供体格检查结果。 (1) 胸部：双侧胸廓起伏对称，双肺呼吸音粗，未闻及明显干湿啰音。 (2) 心脏：心界不大，心率 130 次 /min，心律绝对不齐，第一心音强弱不等，脉搏短绌。 (3) 双下肢未见凹陷性水肿。 (4) 生命体征：T 36.3℃，HR 130 次 /min，P 112 次 /min，R 22 次 /min，BP 112/68mmHg
学员正确判断病情，处理恰当	能正确阅读心电监护上的心电波形，并做出初步诊断	医疗： 1. 心电监护。 2. 根据心电监护上的心电波形初步诊断为急性房颤	1. 模拟监护仪显示：(状态 0) T 36.3℃，HR 130 次 /min，R 22 次 /min，BP 112/68mmHg，SpO_2 95%；心电波形示房颤。 2. 患者心悸、头晕持续不缓解
安排辅助检查，以进一步明确诊断，同时做好复律前评估	1. 能常规为患者安排实验室检查，排除其他合并病因。 2. 能进行复律前评估，以正确选择抗凝治疗方案。 3. 与患者及其家属进行良好沟通，体现人文关怀	医疗： 1. 床旁心电图检查。 2. 急诊血常规、凝血功能、电解质、肾功能、心肌酶学检查。 3. 急诊胸部 X 线检查。 4. 进行房颤 CHA_2DS_2-VASc 评分及 HAS-BLED 出血风险评分。 人文： 5. 告知患者及其家属病情，做好人文关怀	1. 模拟监护仪显示：(状态 0) T 36.3℃，HR 130 次 /min，R 22 次 /min，BP 112/68mmHg，SpO_2 95%；心电波形示房颤。 2. 提供心电图机。 3. 提供 CHA_2DS_2-VASc 评分表及 HAS-BLED 出血风险评分表
各项检查结果回报，学员做出明确诊断	熟练阅读心电图，明确疾病诊断	医疗： 阅读心电图及各项检查结果，明确疾病诊断：急性房颤	提供心电图图纸及各项检查结果

续表

关键事件	学习目标	标的反应	模拟设置
一、学员做出正确处理,患者病情判断及恰当处理 学员做出正确处理,患者病情缓解	能熟练对急性心房颤患者进行药物复律	医疗: 1. 准确识别血流动力学状态,及时选择恰当复律方案:药物复律。 2. 选择抗心律失常药物胺碘酮复律治疗:胺碘酮150mg配入5%葡萄糖溶液20ml中,缓慢静脉推注。 3. 床旁心电图检查	1. 静推胺碘酮过程中,模拟监护仪显示:(状态1)T 36.3℃,P 78次/min,R 19次/min,BP 120/72mmHg,SpO_2 97%;心电波形示心房扑动。 2. 患者心悸、头晕症状缓解。 3. 提供心电图图纸
学员判断准确,处理及时,患者症状消失,恢复窦性心律	1. 正确使用抗心律失常药物进行复律。 2. 复律后能继续观察病情变化	医疗: 1. 静脉推注胺碘酮结束后,患者症状消失,恢复窦性心律,改静脉滴注。 2. 继续密切观察心脏电活动变化。 3. 床旁心电图检查。 人文: 4. 与患者及其家属沟通病情,做好人文关怀	1. 静脉推注胺碘酮结束后,模拟监护仪显示:(状态2)T 36.3℃,HR 65次/min,R 16次/min,BP 130/80mmHg,SpO_2 100%;心电波形示窦性心律。 2. 患者心悸、头晕症状消失。 3. 提供心电图图纸
患者突发病情变化,房颤复发,血压下降,学员做出准确判断,及时进行抢救	1. 能及时识别患者生命体征不稳定变化。 2. 能正确使用电复律治疗。 3. 能安抚患者情绪,积极与患者及其家属沟通病情	医疗: 1. 连接除颤仪。 2. 准备抢救车。 3. 请心内科急会诊,报告上级医师。 4. 立即同步电复律(在模拟人上操作)。 5. 复律后同询问患者状况,观察心电波变化并做好记录(心电图、生命体征等)。 6. 下达病危通知。 人文: 7. 告病危,与患者及其家属进行病情沟通,让其签署复律知情书。 8. 复律后安抚患者情绪。 9. 复律成功后,与患者及其家属沟通病情及预后	1. 患者症状消失1min后,模拟监护仪显示:(状态3)T 35.9℃,HR 160次/min,R 28次/min,BP 90/60mmHg,SpO_2 89%;心电波形示房颤,患者心悸、头晕复发并加重。 2. 患者心悸、头晕症状消失。 3. 提供模拟除颤仪(配套模拟人)
抢救成功		1. 抢救成功。 2. 送入心内科病房,完善相关检查,继续治疗	1. 抢救成功后,模拟监护仪显示:(状态4)T 36.5℃,HR 68次/min,R 17次/min,BP 126/82mmHg,SpO_2 100%;心电波形示窦性心律。 2. 患者心悸、头晕症状消失。 3. 任务完成

续表

关键事件	学习目标	标的反应	模拟设置
二 学员先做出不正确判断，做病情判断错误，处理不当及病情不当纠正，后纠正		接诊患者。 医疗： 1. 同诊，体格检查。 2. 病情判断：非心律失常。 3. 疾病诊断：考虑头部疾病 4. 不恰当处理：进行急诊头颅CT检查	1. 若学员未下医嘱进行心电监护，护士可提醒，并予心电监护 2. 模拟监护仪显示：(状态 0) T 36.3 ℃，HR 122 次/min，R 22 次/min，BP 112/68mmHg，SpO$_2$ 95%；心电波形示房颤 3. 患者心悸、头晕，持续不缓解
		患者病情恶化，血压下降	1. 接诊后 10min 未做出正确处理，模拟监护仪显示：(状态 3) T 35.9 ℃，HR 160 次/min，R 28 次/min，BP 90/60mmHg，SpO$_2$ 89%；心电波形示房颤 2. 患者心悸、头晕加重
		学员重新评估病情 医疗： 1. 维持生命体征：升压，控制心率。 2. 重新评估病情，予床旁心电图检查。 3. 追问头颅CT检查结果	1. 用药后，模拟监护仪显示：(状态 5) T 36.1 ℃，HR 142 次/min，R 25 次/min，BP 108/65mmHg，SpO$_2$ 90%；心电波形示房颤不明显。 2. 患者心悸、头晕缓解不明显。 3. 提供头颅CT检查结果，结果显示未见异常
		心电图检查结果回报。学员做出正确判断及处理 医疗： 1. 根据心电图检查结果明确疾病诊断：急性房颤。 2. 开通静脉通道。 3. 下达病危通知 4. 进行房颤 CHA$_2$DS$_2$-VASc 评分及 HAS-BLED 出血风险评分（在模拟人上操作）。 5. 立即同步电复律，报告上级医师。 6. 情心内科急会诊，送入病房，完善相关检查后 7. 复律成功，送入病房，完善相关检查 人文： 8. 下达病危通知，与患者及其家属沟通病情，让其签署电复律知情同意书。 9. 复律后安抚患者情绪，与患者及其家属做好后续的病情沟通	1. 提供心电图图纸。 2. 提供 CHA$_2$DS$_2$-VASc 评分表及 HAS-BLED 出血风险评分表。 3. 提供模拟除颤仪（配套模拟人）。 4. 电复律成功，模拟监护仪显示：(状态 4) T 36.5℃，HR 68 次/min，R 17 次/min，BP 126/82mmHg，SpO$_2$ 100%；心电波形示窦性心律。 5. 患者心悸、头晕症状消失。 6. 任务完成
三 学员仍未对病情做出正确判断及处理不当，患者病情未缓解			1. 患者进入状态 5 10min 后，未成功进行电复律，模拟监护仪显示：(状态 6) T 35.2 ℃，HR 186 次/min，R 33 次/min，BP 70/45mmHg，SpO$_2$ 81%；心电波形示房颤。 2. 患者病情加重，意识模糊，烦躁，心悸、气喘、冷汗淋漓。 3. 任务失败

说明：无条件完成的医嘱，护士可以口头执行

【模拟案例运行示意图】

模拟案例运行示意见图 4-1。

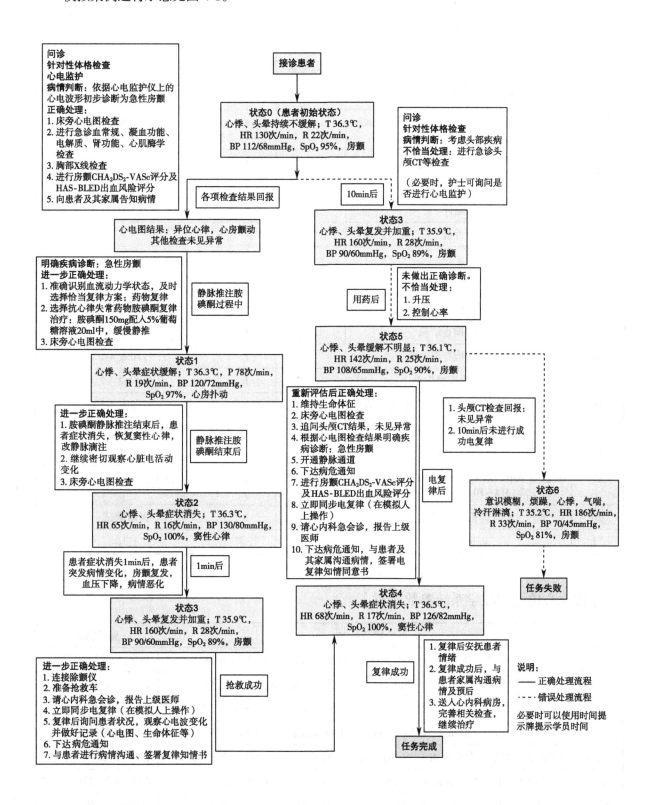

图 4-1　模拟案例运行示意图

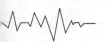

【设备物品清单】

序号	设备物品名称	规格	数量	要求
1	门诊接诊桌椅	医院常规	1	
2	病床	医院常规	1	
3	吸氧设备	医院常规	1	
4	心电监护模拟教学系统		1	提前调试,输入参数
5	心肺听诊音频及播放设备(或心肺听诊模型)		1	提前调试
6	模拟除颤仪(配套模拟人)		1	
7	心电图机		1	
8	体温计		1	
9	压舌板		1	
10	听诊器		1	
11	血压计		1	
12	体格检查结果提示		1	打印
13	心电图检查结果	图纸	1	打印图 4-2 至图 4-4
14	凝血功能检查报告单		1	打印表 4-1
15	血常规检查报告单		1	打印表 4-2
16	肾功能、血糖、电解质、心肌酶学检查报告单		1	打印表 4-3
17	胸部 X 线检查结果		1	打印图 4-5、图 4-6
18	头颅 CT 线检查结果		1	打印图 4-7、图 4-8
19	房颤脑卒中(CHA_2DS_2-VASc 评分)、出血风险(HAS-BLED 评分)评分表		1	打印表 4-4 至表 4-7
20	计算机、投影设备		1	提前调试
21	时间提示牌		按需	打印

【模拟心电监护教学系统参数设置】

状态	状态参数	患者情况
状态 0	T 36.3℃,HR 130 次 /min,R 22 次 /min,BP 112/68mmHg,SpO$_2$ 95%,房颤	心悸、头晕持续不缓解
状态 1	T 36.3℃,HR 78 次 /min,R 19 次 /min,BP 120/72mmHg,SpO$_2$ 97%,心房扑动	心悸、头晕症状缓解
状态 2	T 36.3℃,HR 65 次 /min,R 16 次 /min,BP 130/80mmHg,SpO$_2$ 100%,窦性心律	心悸、头晕症状消失
状态 3	T 35.9℃,HR 160 次 /min,R 28 次 /min,BP 90/60mmHg,SpO$_2$ 89%,房颤	心悸、头晕加重
状态 4	T 36.5℃,HR 68 次 /min,R 17 次 /min,BP 126/82mmHg,SpO$_2$ 100%,窦性心律	心悸、头晕症状消失
状态 5	T 36.1℃,HR 142 次 /min,R 25 次 /min,BP 108/65mmHg,SpO$_2$ 90%,房颤	心悸、头晕缓解不明显
状态 6	T 35.2℃,HR 186 次 /min,R 33 次 /min,BP 70/45mmHg,SpO$_2$ 81%,房颤	意识模糊,烦躁,心悸,气喘,冷汗淋漓

【体格检查结果】

1. 胸部:双侧胸廓起伏对称,双肺呼吸音粗,未闻及明显干湿啰音。
2. 心脏:心界不大,心率 130 次/min,心律绝对不齐,第一心音强弱不等,脉搏短绌。
3. 其他:双下肢未见凹陷性水肿。
4. 生命体征:T 36.3℃,HR 130 次/min,P 112 次/min,R 22 次/min,BP 112/68mmHg。
余未见异常。

【辅助检查结果】

1. **心电图检查** 见图 4-2 至图 4-4。
2. **凝血功能检查** 见表 4-1。

表 4-1　凝血功能检查报告单

项目名称	结 果	单 位	正常值范围	结 论
凝血酶原时间	12.6	s	11~14	—
国际标准化比值(INR)	0.92		0.9~1.1	—
纤维蛋白原含量	3.34	g/L	2~4	—
凝血酶时间	14.7	s	16~18	—
活化部分凝血活酶时间	31.8	s	30~42	—
凝血酶原时间活度	116	%	75~115	—

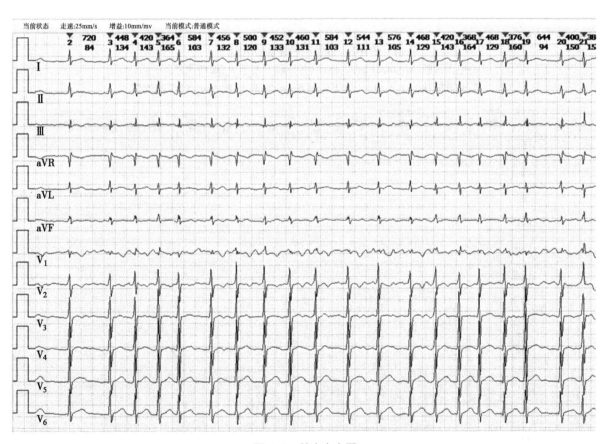

图 4-2　首次心电图

心电图诊断:异位心律,心房颤动(各导联 P 波消失,取而代之以 f 波,
R-R 间期绝对不齐),心室率 130 次/min,ST-T 段改变

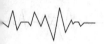

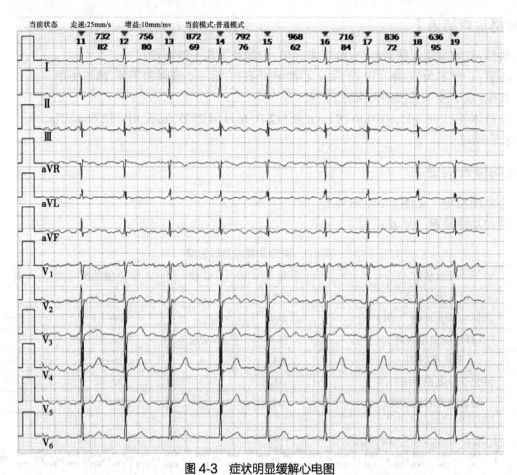

图 4-3　症状明显缓解心电图

心电图诊断：异位心律，心房扑动（各导联 P 波消失，取而代之以 F 波，R-R 间期因 2：1、3：1、4：1 下传不齐），心室率 78 次 /min，ST-T 段改变

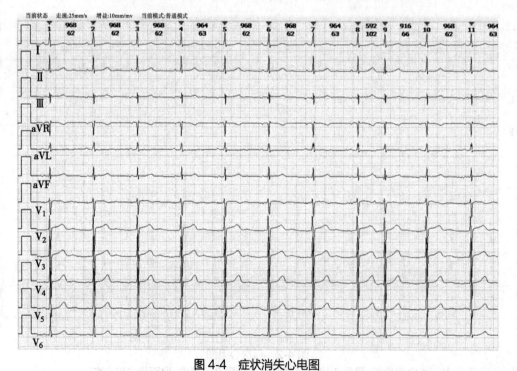

图 4-4　症状消失心电图

心电图诊断：窦性心律（心律规整，QRS 波前有 P 波，R-R 间期整齐，ST-T 未见明显异常），心率 65 次 /min，偶发房性早搏

3. 血常规检查　见表4-2。

表4-2　血常规检查报告单

项目名称	结　果	单　位	正常值范围	结　论
白细胞计数	4.61	10^9/L	4.0~10.0	—
淋巴细胞百分比	28.0	%	20~40	—
淋巴细胞计数	1.29	10^9/L	0.8~4	—
单核细胞百分比	7.2	%	3~8	—
单核细胞计数	0.33	10^9/L	0.12~0.8	—
中性粒细胞百分比	61.3	%	50~70	—
中性粒细胞计数	2.83	10^9/L	2.0~7.0	—
嗜酸性粒细胞百分比	2.4	%	0.5~5	—
嗜酸性粒细胞计数	0.11	10^9/L	0.05~0.5	—
嗜碱性粒细胞百分比	1.0	%	0~1	—
嗜碱性粒细胞计数	0.05	10^9/L	0~0.1	—
红细胞计数	4.01	10^{12}/L	4.0~5.5（男） 3.5~5.0（女）	—
血红蛋白浓度	125	g/L	120~160（男） 110~150（女）	—
血细胞比容	0.42	L/L	0.4~0.5（男） 0.37~0.48（女）	—
平均红细胞容积	93.6	fl	80~100	—
平均红细胞血红蛋白含量	29.7	pg	27~34	—
平均红细胞血红蛋白浓度	336	g/L	320~360	—
红细胞体积分布宽度 -CV	12.7	%	11.5~14.5	—
红细胞体积分布宽度 -SD	43.2	fl	35.1~43.9	—
血小板计数	247	10^9/L	100~300	—
血小板体积分布宽度	15.8	%	15~17	—
血小板平均容积	9.8	fl	7~11	—
大血小板比例	23.3	%	13~43	—
血小板压积	0.24	%	0.11~0.28	—

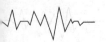

4. 肾功能、血糖、电解质、心肌酶学检查　见表 4-3。

表 4-3　肾功能、血糖、电解质、心肌酶学检查报告单

项目名称	结　果	单　位	正常值范围	结　论
尿素	5.68	mmol/L	3.2~7.1	—
肌酐	77	μmol/L	53~106（男） 44~97（女）	—
尿酸	329	μmol/L	208~428（男） 155~357（女）	—
血糖	5.61	mmol/L	3.9~6.1	—
钾	3.86	mmol/L	3.5~5.5	—
钠	137	mmol/L	137~145	—
氯	104	mmol/L	95~105	—
钙	2.26	mmol/L	2.25~2.58	—
镁	0.95	mmol/L	0.8~1.2	—
磷	1.24	mmol/L	0.97~1.61	—
天冬氨酸转氨酶	21	U/L	8~40	—
肌酸激酶	56	U/L	50~310（男） 40~200（女）	—
肌酸激酶同工酶	9.71	IU/L	0~24	—
乳酸脱氢酶	209	U/L	120~250	—
α-羟基丁酸脱氢酶	160.53	IU/L	72~182	—
肌红蛋白	9.97	ng/ml	6~85	—
肌钙蛋白 I	0.01	ng/ml	0~0.2	—

5. 胸部 X 线检查　见图 4-5、图 4-6。

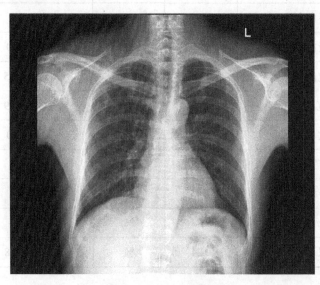

图 4-5　胸部 X 线影像

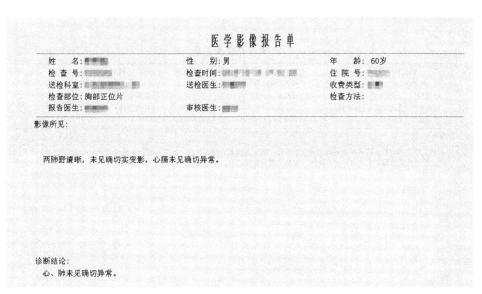

医 学 影 像 报 告 单

姓 名:	性 别:男	年 龄:60岁
检 查 号:	检查时间:	住 院 号:
送检科室:	送检医生:	收费类型:
检查部位:胸部正位片		检查方法:
报告医生:	审核医生:	

影像所见:

　　两肺野清晰,未见确切实变影,心膈未见确切异常。

诊断结论:
　　心、肺未见确切异常。

图 4-6　胸部 X 线检查报告单

6. 头颅 CT 检查　见图 4-7、图 4-8。

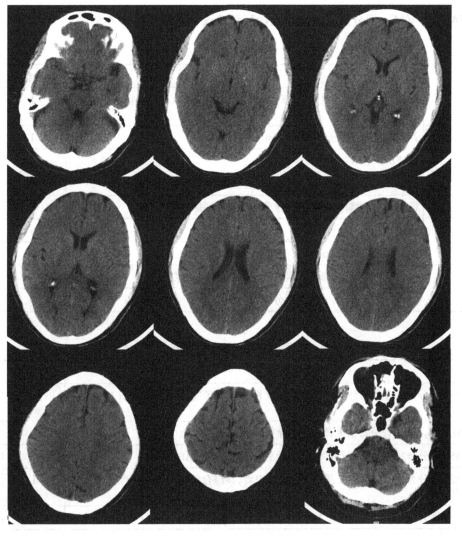

图 4-7　头颅 CT 影像

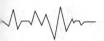

医 学 影 像 报 告 单

姓　名: ▮▮▮▮	性　别:男	年　龄:60岁
检查号: ▮▮▮▮	检查时间: ▮▮▮▮	门诊号: ▮▮▮▮
送检科室: ▮▮▮▮	送检医生: ▮▮▮	收费类型:
检查部位:头部(CT平扫+重建)		检查方法:
报告医生: ▮▮▮	审核医生: ▮▮▮	

影像所见:

双侧大脑半球对称,脑实质未见确切异常密度影,脑室系统未见确切异常,脑沟、脑裂未见确切异常,中线结构居中,颅骨骨质结构未见确切异常。双侧上颌窦及筛窦黏膜增厚。

诊断结论:
1. 头颅CT平扫未见异常。
2. 双侧上颌窦及筛窦炎。

图 4-8　头颅 CT 检查报告单

7. CHA$_2$DS$_2$-VASc 评分及房颤患者血栓预防建议　见表 4-4、表 4-5。

表 4-4　CHA$_2$DS$_2$-VASc-60 评分

项目	临床特征	分值	评分
C	充血性心力衰竭,包括 HFrEF、HFmrEF、HFpEF 及左心室收缩功能障碍(LVEF<40%)	1	
H	高血压或目前血压≥140/90mmHg	1	
A$_2$	亚洲房颤患者≥65 岁	2	
D	糖尿病,包括 1 型和 2 型糖尿病,病程越长,卒中风险越高	1	
S$_2$	既往卒中、短暂性脑缺血发作或体循环栓塞症	2	
V	血管疾病	1	
A	亚洲房颤患者 60~64 岁	1	
S$_c$	女性(卒中风险的修正因素,但不是独立危险因素)	1	
	最高评分	9	

表 4-5　房颤患者卒中风险评估及抗凝治疗建议

建议	推荐等级	证据级别
CHA$_2$DS$_2$-VASc 评分 0~1 分的男性或者 0~2 分的女性房颤患者应至少每年评估 1 次血栓栓塞风险	I	C
建议使用 CHA$_2$DS$_2$-VASc 评分评估患者的血栓栓塞风险	I	B
CHA$_2$DS$_2$-VASc 评分≥2 分的男性或者≥3 分的女性患者应使用 OAC	I	B
CHA$_2$DS$_2$-VASc 评分为 1 分的男性或者 2 分的女性患者,在综合临床净获益和患者的意愿后应考虑使用 OAC	IIa	B
CHA$_2$DS$_2$-VASc 评分为 0 分的男性或者 1 分的女性患者不应以预防卒中为目的使用 OAC	III	C

注:OAC 为口服抗凝药。

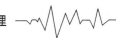

8. HAS-BLED 出血风险评分及房颤患者出血评估建议 见表 4-6、表 4-7。

表 4-6 HAS-BLED 出血风险评分

项目	临床特征	分值	评分
H	未控制的高血压,定义为收缩压 >160mmHg	1	
A	肝肾功能异常(各 1 分)	1 或 2	
S	脑卒中	1	
B	出血	1	
L	INR 值易波动(不稳定 / 过高),或在治疗窗内时间 <60%	1	
E	年龄 >65 岁	1	
D	药物或过量饮酒(各 1 分)	1 或 2	
最高评分		9	

表 4-7 房颤患者出血评估建议

HAS-BLED 出血风险评分	出血风险
0~2	低
≥3	高

注:评分≥3 表示有较高的出血风险,需要谨慎使用抗栓治疗(不论是维生素 K 拮抗剂还是阿司匹林),在抗凝治疗期间均应加强监测。

【标准化病人剧本】

情景案例前情提要:
时间:晚上 10 时。
地点:急诊科抢救室。
情节:学员(1 名)是今天的当班医生,"120" 救护车送来一位老年男性患者(王某,60 岁),由家属(1 名)陪同。患者呈急性面容,自诉心悸、头晕,持续不缓解。即刻将其送入急诊科抢救室。

表演要求:
1. SP1(患者)表情痛苦,心悸、头晕,不时呻吟。
2. SP2(患者家属)表情着急,非常担心。
3. 本次发病的主要症状由患者回答,较长的病史、个人史、家族史由患者家属回答。
4. 询问病史时,若医生没有询问,患者和患者家属不做过多回答。

情景	医生问题	SP1(患者)回答	SP2(患者家属)回答
自我介绍	您好!我是今天的当班医生,×× 医生,现在由我来为您接诊。		您好!×× 医生。
一般情况询问	请问患者叫什么名字?多大年纪了?做什么工作?		他叫王某,60 岁,是一名工人,现在退休了。
	这是您的什么人?		我父亲。
现病史询问	老人家,您觉得哪里不舒服?	我心慌,感觉心脏乱跳。	
	具体是哪个位置?	这里(手指前胸胸骨中下部)。	
	什么样的心慌呢?心跳快吗?是不规律地跳动吗?	心脏乱跳,跳得很快,好像要跳出来一样。	
	心慌得厉害吗?	厉害。	

情景	医生问题	SP1(患者)回答	SP2(患者家属)回答
现病史询问	多久了?	早上起床后就开始心慌,一直到现在。	
	一直都这么慌吗?	对。	
	心慌发生前您在做什么?	没做什么,就起床后活动了一下。	
	您还有其他不舒服吗?	头部昏昏沉沉,看东西旋转,从早上起床到现在,一直没有缓解,上床休息后也未见好转。	
	肢体活动困难吗?	没觉得困难。	
	这次发病在别的医院看过吗?有没有做过治疗?		今天早上大概8点,他说心慌,我就带他到家旁边的诊所看病,那里的医生没有给出准确诊断。所以我就又带他去了社区门诊,社区门诊医生做了心电图,只说是心律不齐,建议先观察,不见好转就到上级医院看病。我爸想着回家休息会儿再看看,就回家了,直到现在都没有好转。
	那有开什么药吗?病历和检查结果带来了吗?		没有,来得匆忙,病历和检查结果都没带。
	以前这样心慌过吗?		没听他说过。
既往史询问	他以前还有其他疾病吗?		有冠心病,两年前放过支架,现在在吃阿司匹林肠溶片和阿托伐他汀钙片。
	有高血压、糖尿病吗?		有高血压,一直在吃降血压的药,没有糖尿病。
	有肝炎、结核等传染病吗?		没有。
	做过手术,有过外伤吗?		就放过支架。
个人史询问	最近精神状态怎么样?睡眠怎么样?	还行。	
	饮食、大小便情况怎么样?	也还行。	
	对什么药物或其他东西过敏吗?	没有。	
	抽烟、喝酒吗?	不喝酒,以前抽烟,肺不好,就没抽了。	
	有几个小孩?		两个。
家族史询问	家里人有过类似的情况吗?		没有。
	家族有什么遗传性疾病吗?		没有。
病情告知			(主动发问)我父亲得的是什么病?严不严重啊?
	结合您父亲的症状和病史,考虑突发急性心律失常可能,接下来我们马上给他做心电图,抽血化验,帮助明确诊断。		好的,那尽快做检查吧,谢谢!
治疗告知	您父亲的检查结果出来了,考虑是急性房颤。		医生,这病严重吗?能治好吗?
	这种病是由于……(向患者及其家属解释病情)		大概明白了,那怎么治呢?
	需要进行药物复律(或电复律)治疗。		我爸能受得了这个治疗吗?有没有危险?
	您父亲的这个情况……(告知患者及其家属进行药物复律或电复律治疗的必要性及风险)		好的,我们理解配合。

【学习行为评估】

急性房颤的识别与处理医学模拟教学学习行为评估表

演示学员：		学员年级：			总得分(满分100分)：	
导　师：		助　教：			SP：	
评估地点：					评估日期时间：	

<table>
<tr><td colspan="7" align="center">一、问诊评估</td></tr>
<tr><td>序号</td><td colspan="2">评估项目</td><td colspan="4">评　分</td><td>得分
(满分20分)</td></tr>
<tr><td>1</td><td colspan="2" align="center">主　诉</td><td>□未完成
(0分)</td><td>□一般
(0.5分)</td><td>□良好
(1分)</td><td>□优秀
(2分)</td><td></td></tr>
<tr><td>2</td><td rowspan="10">现病史</td><td>主要症状</td><td colspan="2">□未完成(0分)</td><td colspan="2">□完成(1分)</td><td></td></tr>
<tr><td>3</td><td>起病时间</td><td colspan="2">□未完成(0分)</td><td colspan="2">□完成(1分)</td><td></td></tr>
<tr><td>4</td><td>地点环境</td><td colspan="2">□未完成(0分)</td><td colspan="2">□完成(1分)</td><td></td></tr>
<tr><td>5</td><td>发病缓急</td><td colspan="2">□未完成(0分)</td><td colspan="2">□完成(1分)</td><td></td></tr>
<tr><td>6</td><td>发病诱因</td><td colspan="2">□未完成(0分)</td><td colspan="2">□完成(1分)</td><td></td></tr>
<tr><td>7</td><td>持续时间</td><td colspan="2">□未完成(0分)</td><td colspan="2">□完成(1分)</td><td></td></tr>
<tr><td>8</td><td>伴随症状</td><td colspan="2">□未完成(0分)</td><td colspan="2">□完成(1分)</td><td></td></tr>
<tr><td>9</td><td>病情演变</td><td colspan="2">□未完成(0分)</td><td colspan="2">□完成(1分)</td><td></td></tr>
<tr><td>10</td><td>诊疗经过</td><td colspan="2">□未完成(0分)</td><td colspan="2">□完成(1分)</td><td></td></tr>
<tr><td>11</td><td>一般情况</td><td colspan="2">□未完成(0分)</td><td colspan="2">□完成(1分)</td><td></td></tr>
<tr><td>12</td><td colspan="2" align="center">既往史</td><td>□未完成
(0分)</td><td>□一般
(0.5分)</td><td>□良好
(1分)</td><td>□优秀
(2分)</td><td></td></tr>
<tr><td>13</td><td colspan="2" align="center">个人史</td><td>□未完成
(0分)</td><td>□一般
(0.5分)</td><td>□良好
(1分)</td><td>□优秀
(2分)</td><td></td></tr>
<tr><td>14</td><td colspan="2" align="center">家族史</td><td>□未完成
(0分)</td><td>□一般
(0.5分)</td><td>□良好
(1分)</td><td>□优秀
(2分)</td><td></td></tr>
<tr><td>15</td><td colspan="2" align="center">人文关怀</td><td>□未完成
(0分)</td><td>□一般
(0.5分)</td><td>□良好
(1分)</td><td>□优秀
(2分)</td><td></td></tr>
<tr><td colspan="8" align="center">二、临床思维及操作评估</td></tr>
<tr><td>序号</td><td colspan="2">评估项目</td><td colspan="4">评　分</td><td>得分
(满分35分)</td></tr>
<tr><td>16</td><td rowspan="4">针对性体格检查(心肺听诊)</td><td>体位</td><td colspan="2">□不正确(0分)</td><td colspan="2">□正确(2分)</td><td></td></tr>
<tr><td>17</td><td>部位</td><td colspan="2">□不正确(0分)</td><td colspan="2">□正确(2分)</td><td></td></tr>
<tr><td>18</td><td>顺序</td><td colspan="2">□不正确(0分)</td><td colspan="2">□正确(2分)</td><td></td></tr>
<tr><td>19</td><td>内容</td><td>□未完成
(0分)</td><td>□一般
(2分)</td><td>□良好
(4分)</td><td>□优秀
(5分)</td><td></td></tr>
<tr><td>20</td><td rowspan="2">心电图检查</td><td>操作</td><td colspan="2">□未完成(0分)</td><td colspan="2">□完成(3分)</td><td></td></tr>
<tr><td>21</td><td>诊断</td><td colspan="2">□不正确(0分)</td><td colspan="2">□正确(5分)</td><td></td></tr>
<tr><td>22</td><td colspan="2" align="center">凝血功能检查</td><td colspan="2">□未完成(0分)</td><td colspan="2">□完成(3分)</td><td></td></tr>
<tr><td>23</td><td colspan="2" align="center">血常规检查</td><td colspan="2">□未完成(0分)</td><td colspan="2">□完成(3分)</td><td></td></tr>
</table>

序号	评估项目		评 分				得分（满分35分）
24	肾功能、电解质、心肌酶学检查		□未完成（0分）		□完成（3分）		
25	疾病诊断		□未完成（0分）	□一般（5分）	□良好（7分）	□优秀（10分）	

<table>
<tr><td colspan="8" align="center">三、处理评估</td></tr>
</table>

序号	评估项目		评 分				得分（满分30分）
26	一般治疗	吸氧	□未完成（0分）		□完成（2分）		
27		心电监护	□未完成（0分）		□完成（2分）		
28		开通静脉通道	□未完成（0分）		□完成（2分）		
29		告病重	□未完成（0分）		□完成（2分）		
30	抗凝治疗		□未完成（0分）		□完成（2分）		
31	药物复律治疗		□未完成（0分）		□完成（5分）		
32	报告上级医师		□未完成（0分）		□完成（2分）		
33	联系心内科急会诊		□未完成（0分）		□完成（2分）		
34	同步电复律		□未完成（0分）		□完成（2分）		
35	沟通病情,解释进行电复律的必要性		□未完成（0分）	□一般（2分）	□良好（4分）	□优秀（6分）	
36	人文关怀		□未完成（0分）	□一般（1分）	□良好（2分）	□优秀（3分）	

<table>
<tr><td colspan="6" align="center">四、用时评估</td></tr>
</table>

序号	评估项目	完成要求	未完成（0分）	完成（5分）	得分（满分15分）
37	完成病史采集	10min 内			
38	完成心电图检查并判断	10min 内			
39	同步电复律	30min 内			

（张耀杰）

实训项目五
急性心脏压塞的识别与处理

【教学目标】

1. 学员能准确进行急性心脏压塞患者的病情识别与诊断。
2. 学员能针对性进行体格检查,及时完善必要辅助检查。
3. 学员能及时与患者及其家属沟通病情,并完成相关治疗前谈话及签字。
4. 学员能熟练进行心包穿刺引流术。
5. 学员在诊疗过程中能对患者及其家属进行人文关怀。
6. 学员能归纳总结出急性心脏压塞患者的正确处理流程。

【教学对象】

二至三年级规培医师(含并轨专业型硕士研究生)、实习医师、住院医师、进修医师。

【教学方法】

情景模拟教学法。

【教学时数】

4学时。

【学员知识储备】

已学习心包积液、急性心脏压塞的理论课程及心包穿刺引流术的技能操作课程。

【教学地点】

临床技能中心、临床示教室。

【参与教学人员】

导师1名、助教1名、标准化病人(SP)2名、配合护士1名。

【主要设备及物品】

心电监护模拟教学系统、心肺听诊音频及播放设备(或心肺听诊模型)、心包穿刺引流术模型、心包穿刺用品(一次性心包穿刺包、消毒用品、利多卡因注射液、肝素盐水、无菌手套等)、心电图机、听诊器、血压计、计算机、投影设备。

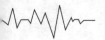

【导师引导性反馈要点】

1. 呼吸困难症状特点的问诊。
2. 呼吸困难症状演变过程的详细问诊。
3. 针对性体格检查。
4. 及时行床旁超声检查的重要性。
5. 疾病诊断与鉴别诊断的临床思维过程。
6. 时间对于急性心脏压塞的重要性。
7. 与患者及其家属的病情沟通。
8. 进行紧急床旁心包穿刺引流术重要性的告知。
9. 紧急床旁心包穿刺引流术的术前准备。
10. 心包穿刺引流术操作。
11. 归纳梳理急性心脏压塞患者的正确处理流程。

【课后评估、调查工具】

1. 学习行为评估表。
2. 医学模拟教学课后评价调查表(附录一)。
3. Mini-CEX 评分表(附录二)。

【模拟案例运行设计】

情景案例前情提要：

时间：晚上。

地点：心内科病房。

情节：学员（1名）是今天心内科病房的当班医生。病房中一位于今天白天进行阵发性房颤射频消融术的老年男性患者（李某，67岁）因术后出现呼吸困难，端坐呼吸，伴胸闷，出冷汗，头昏，乏力，烦躁不安，而呼叫医生。当班医生立即前往病床边查看患者。

关键事件	学习目标	标的反应	模拟设置
一、学员做出正确判断及恰当处理 来到床边查看患者。患者呈急性面容，呼吸困难，端坐呼吸，伴胸闷，出冷汗，头昏，乏力，烦躁不安	1. 熟练进行问诊。 2. 熟练进行针对性体格检查。 3. 诊疗过程中能体现良好人文关怀	人文： 1. 自我介绍，确认患者信息，表现出良好的人文关怀，建立良好的医患沟通基础。 医疗： 2. 问诊时突出重点，不遗漏重要病史。 3. 有针对性地进行体格检查，重点为血压测量，心肺听诊，心脏叩诊，周围血管征检查	1. 配合播放心肺听诊音频或在心肺听诊模型上听诊（声音外放）。 2. 提供体格检查结果： (1) 头颈部：脸色苍白，颈静脉怒张，Kussmaul征（库斯莫尔征），肝颈静脉回流征阳性。 (2) 胸部：呼吸急促，双肺呼吸音粗，双肺闻及干湿啰音。 (3) 心脏：心界向两侧扩大，HR 113次/min，律齐，心音遥远，未闻及杂音。 (4) 其他：奇脉，双下肢未见浮肿。 (5) 生命体征：T 36.3℃，HR 113次/min，P 113次/min，R 25次/min，BP 91/62mmHg
学员正确判断病情，处理恰当	1. 能正确处理突发呼吸困难，安排必要的辅助检查以查明病因。 2. 能与患者及其家属就病情进行良好沟通，体现人文关怀	医疗： 1. 立即提高吸氧流量。 2. 立即复测血压。 3. 心电监护。 4. 立即进行床旁心电图检查。 5. 立即进行床旁心脏超声检查。 6. 立即予血常规、肝肾功能、电解质、血糖、血气分析、凝血功能、NT-proBNP（N末端B型利钠肽原）、心肌酶学、肌钙蛋白检查。 人文： 7. 与患者及其家属沟通病情，安抚其情绪	1. 模拟监护仪显示：(状态0) T 36.3℃，HR 113次/min，R 25次/min，BP 91/62mmHg，SpO2 97%；心电波形示窦性心动过速。 2. 提供心电图机
床旁心电图检查结果（图纸）回报，学员对病情做出正确判断	熟练地进行心电图图纸判读	医疗： 1. 阅读心电图。 2. 排除急性心肌梗死，考虑急性心包积液及心脏压塞可能性大	1. 提供心电图检查图纸。 2. 心电图提示：窦性心动过速，肢体导联QRS波低电压

续表

关键事件	学习目标	标的反应	模拟设置
一、学员做出正确判断及病情恰当处理 患者呼吸困难、胸闷、头昏、乏力、烦躁未缓解，护士发现患者血压继续下降，报告学员，学员做出正确处理	1. 能及时进行病情汇报，并提出会诊申请。 2. 能对患者病情变化做出正确应急处置	医疗： 1. 报告上级医师。 2. 进一步应急处理。 (1) 补液扩容。 (2) 多巴胺、去甲肾上腺素升压	1. 接诊后 5min，模拟监护仪显示：（状态1）T 36.3℃，HR 126 次/min，R 28 次/min，BP 82/60 mmHg，SpO₂ 95%；心电波形示窦性心动过速。 2. 患者呼吸困难、头昏、乏力、烦躁未缓解
各项血液检查结果及床旁超声结果回报	能熟练进行各项血液检查及超声检查结果判读	医疗： 依据各项血液检查结果及超声检查结果做出疾病诊断：大量心包积液及急性心脏压塞	提供超声结果，结果显示：心包腔见大量心包积液，心尖部厚度为 29mm
学员与患者及其家属沟通，进行心包穿刺引流术	1. 能及时安排实施心包穿刺引流术，并为手术为术前做好准备。 2. 能及时向患者及其家属解释病情及其家属紧急进行心包穿刺引流术的重要性。 3. 能熟练进行心包穿刺引流术前谈话。 4. 能熟练进行心包穿刺引流术	医疗： 1. 下达病危通知。 2. 安排实施心包穿刺引流术。 3. 与患者签署手术同意书。 4. 进行心包穿刺引流术（在模型上操作）。 入文： 5. 告病危，向患者及其家属交代病情，解释紧急进行心包穿刺引流术的重要性	1. 提供心包穿刺模型及用物。 2. 心包穿刺引流术后，模拟监护仪显示：（状态2）T 36.3℃，HR 92 次/min，R 20 次/min，BP 110/65mmHg，SpO₂ 100%；心电波形示窦性心律。 3. 患者呼吸困难、胸闷、头昏、乏力、烦躁明显缓解。 4. 任务完成
二、学员先做出不正确判断，病情判断错误，处理不当，后纠正 接诊患者，病情判断错误，处理不恰当		医疗： 1. 同诊。 2. 体格检查。 3. 病情判断：考虑急性左心衰竭。 4. 不恰当处理： (1) 进行急诊胸部 X 线、胸部 CT、血常规等检查。 (2) 予强心、利尿、扩血管治疗	1. 若学员未下医嘱进行心电监护，护士可提醒，并予心电监护。 2. 模拟监护仪显示：（状态0）T 36.3℃，HR 113 次/min，R 25 次/min，BP 91/62mmHg，SpO₂ 97%；心电波形示窦性心动过速。 3. 接诊后 10min 未做出恰当处理，模拟监护仪显示：（状态3）T 36.3℃，HR 130 次/min，R 27 次/min，BP 75/50mmHg，SpO₂ 92%；心电波形示窦性心动过速。 4. 患者呼吸困难、胸闷、头昏、乏力、烦躁未缓解

70

续表

关键事件	学习目标	标的反应	模拟设置
二、学员先做出正确病情判断及恰当处理,后病情做出错误判断及处理,后纠正	患者呼吸困难未缓解,护士发现患者血压继续下降,报告学员,学员对病情做出错误判断	医疗: 1. 病情判断:心源性休克。 2. 处理:补液、升压	1. 用药后,模拟监护仪显示:(状态 4)T 36.3℃,HR 128 次/min,R 26 次/min,BP 72/55 mmHg,SpO₂ 85%;心电波形示窦性心动过速。 2. 患者呼吸困难未缓解,胸闷、头昏、乏力、烦躁症状加重
	病情未好转,各项检查结果回报,学员重新评估病情,做出正确病诊断	医疗: 1. 辅助检查结果判读。 2. 报告上级医师。 3. 重新评估后,做出正确疾病诊断:大量心包积液致急性心脏压塞。 4. 下达病危通知。 5. 进行床旁超声检查。 人文: 6. 告病危,与患者及其家属交代病情,安抚患者及其家属情绪	1. 提供胸部 X 线、胸部 CT 检查结果,结果显示:大量心包积液。 2. 提供超声结果,结果显示:大量心包积液,心尖部厚度为 29mm
三、学员仍未对病情做出正确判断及恰当处理,患者病情未缓解	学员做出正确处理	医疗: 1. 与患者及其家属解释进行紧急心包穿刺引流术的重要性。 2. 与患者及其家属签署手术同意书后立即进行心包穿刺引流术(在模型上操作)	1. 心包穿刺引流术后模拟监护仪显示:(状态 2)T 36.3℃,HR 92 次/min,R 20 次/min,BP 110/65 mmHg,SpO₂ 100%;心电波形示窦性心律。 2. 患者呼吸困难、胸闷、头昏、乏力、烦躁明显缓解。 3. 任务完成
			1. 接诊后 30min 仍未进行心包穿刺引流,患者病情恶化,模拟监护仪显示:(状态 5)心搏、呼吸停止。 2. 任务失败

说明:无条件完成的医嘱,护士可以口头执行

71

【模拟案例运行示意图】

模拟案例运行示意见图5-1。

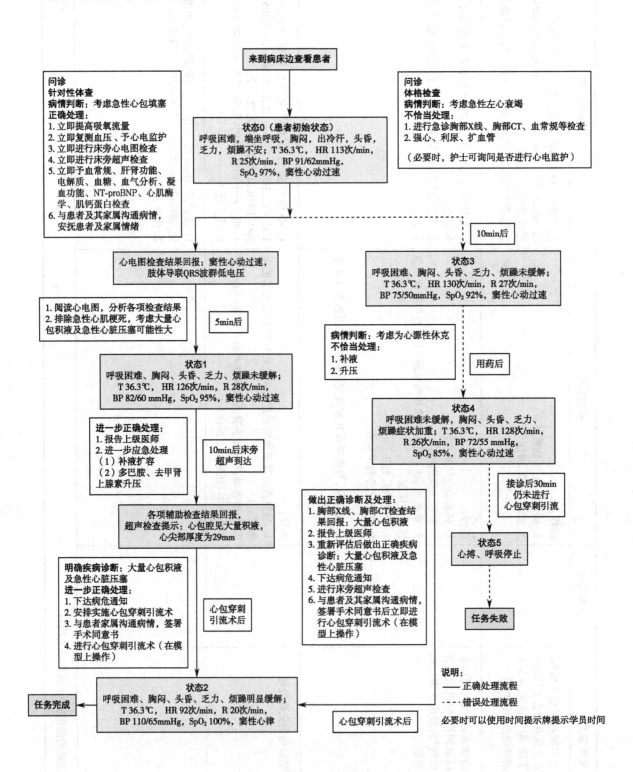

图5-1 模拟案例运行示意图

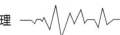

【设备物品清单】

序号	设备物品名称	规格	数量	要求
1	病房病床旁桌椅	医院常规	1	
2	病床	医院常规	1	
3	吸氧设备	医院常规	1	
4	心电监护模拟教学系统		1	提前调试,录入参数
5	心肺听诊音频及播放设备(或心肺听诊模型)		1	提前调试
6	心包穿刺模型		1	
7	一次性心包穿刺包		1	
8	无菌手套		2	
9	消毒用品		1	
10	利多卡因注射液		1	
11	肝素盐水		1	
12	心电图机		1	
13	体温计		1	
14	压舌板		1	
15	听诊器		1	
16	血压计		1	
17	体格检查结果提示牌		1	打印
18	心电图检查结果	图纸	1	打印图 5-2
19	心包超声检查报告单		1	打印图 5-3
20	心肌酶学、肌钙蛋白、肝肾功能、电解质、血糖检查报告单		1	打印表 5-1
21	血常规检查报告单		1	打印表 5-2、表 5-3
22	血气分析检查报告单		1	打印表 5-4
23	凝血功能、NT-proBNP 检查报告单		1	打印表 5-5、表 5-6
24	胸部 X 线检查结果		1	打印图 5-4、图 5-5
25	胸部 CT 检查结果		1	打印图 5-6、图 5-7
26	计算机、投影设备		1	提前调试
27	时间提示牌		按需	打印

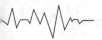

【模拟心电监护教学系统参数设置】

状态	状态参数	患者情况
状态0	T 36.3℃,HR 113 次/min,R 25 次/min,BP 91/62 mmHg,SpO₂ 97%,窦性心动过速	呼吸困难,端坐呼吸,胸闷,出冷汗,头昏、乏力,烦躁不安
状态1	T 36.3℃,HR 126 次/min,R 28 次/min,BP 82/60 mmHg,SpO₂ 95%,窦性心动过速	呼吸困难、胸闷、头昏、乏力、烦躁未缓解
状态2	T 36.3℃,HR 92 次/min,R 20 次/min,BP 110/65mmHg,SpO₂ 100%,窦性心律	呼吸困难、胸闷、头昏、乏力、烦躁明显缓解
状态3	T 36.3 ℃,HR 130 次/min,R 27 次/min,BP 75/50mmHg,SpO₂ 92%,窦性心动过速	呼吸困难、胸闷、头昏、乏力、烦躁未缓解
状态4	T 36.3 ℃,HR 128 次/min,R 26 次/min,BP 72/55 mmHg,SpO₂ 85%,窦性心动过速	呼吸困难未缓解,胸闷、头昏、乏力、烦躁症状加重
状态5	心搏、呼吸停止	心搏、呼吸停止

【体格检查结果】

1. 头颈部:脸色苍白,颈静脉怒张,Kussmaul 征、肝颈静脉回流征阳性。
2. 胸部:呼吸急促,双肺呼吸音粗,双肺闻及干湿啰音。
3. 心脏:心界向两侧扩大,心率 113 次/min,律齐,心音遥远,未闻及杂音。
4. 其他:奇脉。双下肢未见浮肿。
5. 生命体征:T 36.3℃,HR 113 次/min,P 113 次/min,R 25 次/min,BP 91/62mmHg。

余未见异常。

【辅助检查结果】

1. 心电图检查 见图 5-2。

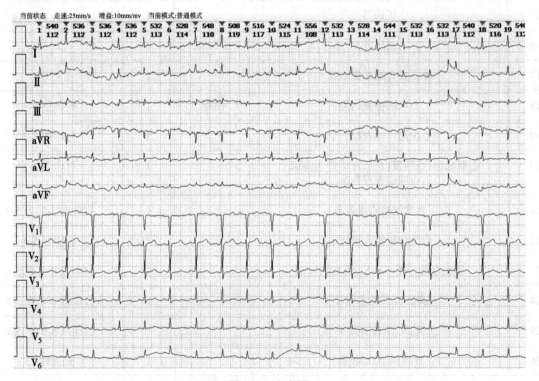

图 5-2 心电图

心电图诊断:窦性心动过速,肢体导联 QRS 波群低电压

2. 心包腔超声检查　见图5-3。

超声检查报告单

姓　　名：	性　　别：男	年　　龄：67岁
病 历 号：	申请科室：	送检医生：
住 院 号：	门 诊 号：	检 查 号：
病　　区：	床　　号：37床	仪器型号：
检查部位：心包腔，胸腹水穿刺定位		

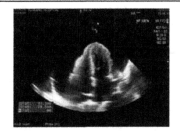

超声所见：

　　心包腔内可见大量液性暗区，包绕整个心包腔，舒张末：右室前壁20mm，左室后壁47mm，左室侧壁33mm，心尖部29mm，右室侧壁27mm，右房顶部22mm，心脏在心包液体中摆动呈"游泳心脏"。穿刺点标记于体表，液性暗区距离皮肤体表17mm，建议垂直皮肤进针。

超声提示：

　　大量心包积液

图5-3　心包腔超声检查报告单

3. 心肌酶学、肝肾功能、电解质检查　见表5-1。

表5-1　心肌酶学、肌钙蛋白、肝肾功能、电解质、血糖检查报告单

项目名称	结果	单位	正常值范围	结论
天冬氨酸转氨酶	18	U/L	8~40	—
肌酸激酶	62	U/L	50~310（男） 40~200（女）	—
肌酸激酶同工酶	16.56	IU/L	0~24	—
乳酸脱氢酶	178	U/L	120~250	—
α-羟基丁酸脱氢酶	148.5	IU/L	72~182	—
肌红蛋白	5.86	μg/L	6~85	—
肌钙蛋白I	0.00	μg/L	0~0.2	—

续表

项目名称	结果	单 位	正常值范围	结 论
总胆红素	12.8	μmol/L	3.4~17.1	—
直接胆红素	4.5	μmol/L	0~6.8	—
间接胆红素	8.3	μmol/L	1.7~10.2	—
总蛋白	65.4	g/L	60~80	—
白蛋白	42.5	g/L	40~55	—
球蛋白	22.9	g/L	20~30	—
白蛋白/球蛋白	1.9		（1.5~2.5）：1	—
丙氨酸转氨酶	18	U/L	5~40	—
天冬氨酸转氨酶	19	U/L	8~40	—
碱性磷酸酶	100	U/L	45~125（男）30~135（女）	—
γ-谷氨酰转移酶	20	U/L	11~50（男）7~32（女）	—
总胆汁酸	9	μmol/L	0~10	—
半胱氨酸蛋白酶抑制剂C（胱抑素,Cys-C）	1.2	mg/L	0.6~2.5	—
免疫球蛋白A	1.0	g/L	0.7~3.5	—
免疫球蛋白G	9.2	g/L	7.0~16.6	—
尿素	4.5	mmol/L	3.2~7.1	—
肌酐	89	μmol/L	53~106（男）44~97（女）	—
尿酸	252	μmol/L	208~428（男）155~357（女）	—
钾	3.56	mmol/L	3.5~5.5	—
钠	139	mmol/L	137~145	—
氯	102	mmol/L	95~105	—
钙	2.16	mmol/L	2.25~2.58	—
镁	0.92	mmol/L	0.8~1.2	—
磷	0.90	mmol/L	0.97~1.61	—
血糖	5.9	mmol/L	3.9~6.1	—

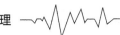

4. 血常规检查　见表 5-2、表 5-3。

表 5-2　入院时血常规检查报告单

项目名称	结果	单位	正常值范围	结论
白细胞计数	6.2	$10^9/L$	4.0~10.0	—
淋巴细胞百分比	30.3	%	20~40	—
淋巴细胞计数	1.88	$10^9/L$	0.8~4	—
单核细胞百分比	7.8	%	3~8	—
单核细胞计数	0.73	$10^9/L$	0.12~0.8	—
中性粒细胞百分比	54.8	%	50~70	—
中性粒细胞计数	3.4	$10^9/L$	2.0~7.0	—
嗜酸性粒细胞百分比	2.3	%	0.5~5	—
嗜酸性粒细胞计数	0.14	$10^9/L$	0.05~0.5	—
嗜碱性粒细胞百分比	0.8	%	0~1	—
嗜碱性粒细胞计数	0.05	$10^9/L$	0~0.1	—
红细胞计数	3.96	$10^{12}/L$	4.0~5.5（男） 3.5~5.0（女）	↓
血红蛋白浓度	116	g/L	120~160（男） 110~150（女）	↓
血细胞比容	0.35	L/L	0.4~0.5（男） 0.37~0.48（女）	↓
平均红细胞容积	88.1	fl	80~100	—
平均红细胞血红蛋白含量	29.3	pg	27~34	—
平均红细胞血红蛋白浓度	332	g/L	320~360	—
红细胞体积分布宽度-CV	13.2	%	11.5~14.5	—
红细胞体积分布宽度-SD	42.6	fl	35.1~43.9	—
血小板计数	234	$10^9/L$	100~300	—
血小板体积分布宽度	11.4	%	15~17	—
血小板平均容积	10.1	fl	7~11	—
大血小板比例	25	%	13~43	—
血小板压积	0.24	%	0.11~0.28	—

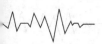

表5-3 病情变化后血常规检查报告单

项目名称	结 果	单 位	正常值范围	结 论
白细胞计数	4.04	10^9/L	4.0~10.0	—
淋巴细胞百分比	33.4	%	20~40	—
淋巴细胞计数	1.35	10^9/L	0.8~4	—
单核细胞百分比	14.1	%	3~8	—
单核细胞计数	0.57	10^9/L	0.12~0.8	—
中性粒细胞百分比	52.3	%	50~70	—
中性粒细胞计数	2.11	10^9/L	2.0~7.0	—
嗜酸性粒细胞百分比	0.2	%	0.5~5	—
嗜酸性粒细胞计数	0.01	10^9/L	0.05~0.5	—
嗜碱性粒细胞百分比	0.00	%	0~1	—
嗜碱性粒细胞计数	0.00	10^9/L	0~0.1	—
红细胞计数	1.73	10^{12}/L	4.0~5.5（男）3.5~5.0（女）	↓
血红蛋白浓度	70	g/L	120~160（男）110~150（女）	↓
血细胞比容	0.21	L/L	0.4~0.5（男）0.37~0.48（女）	↓
平均红细胞体积	122	fl	80~100	↑
平均红细胞血红蛋白含量	40.5	pg	27~34	↑
平均红细胞血红蛋白浓度	332	g/L	320~360	—
红细胞体积分布宽度-CV	13.2	%	11.5~14.5	—
红细胞体积分布宽度-SD	42.6	fl	35.1~43.9	—
血小板计数	50	10^9/L	100~300	—
血小板体积分布宽度	11.4	%	15~17	—
血小板平均容积	10.1	fl	7~11	—
大血小板比例	25	%	13~43	—
血小板压积	0.24	%	0.11~0.28	—

5. **血气分析检查** 见表 5-4。

表 5-4 血气分析检查报告单

项目名称	结 果	单 位	正常值范围	结 论
pH 值（T）	7.45		7.35~7.45	—
二氧化碳分压（T）	34.9	mmHg	35~45	↓
氧分压（T）	128	mmHg	80~100	↑
pH 值（S）	7.45		7.35~7.45	—
二氧化碳分压（S）	34.9	mmHg	35~45	—
氧分压（S）	128	mmHg	80~100	↑
碳酸氢根浓度	23.7	mmol/L	22~26	—
标准碳酸氢盐	24.9	mmol/L	22~26	—
细胞外剩余碱	0.5	mmol/L	−3~3	—
剩余碱	0.5	mmol/L	−3~3	—
动脉血氧含量	18.6	ml/dl	19~21	
血氧饱和度	99.1	%	95~100	—
平均肺泡氧分压	163	mmHg	100	↑
二氧化碳总量	24.7	mmol/L	24~32	—
肺泡动脉氧分压差	35	mmHg	15~20	↑
阴离子间隙	12.5	mmol/L	8~16	—
动脉 PO_2/肺泡 PO_2	78.2	%	85~95	↓
温度	37	℃		
吸氧浓度	7	%		
钾（动脉血）	3.92	mmol/L	3.4~5.5	—
钠（动脉血）	140	mmol/L	135~145	—
氯（动脉血）	104	mmol/L	95~105	—
游离钙（动脉血）	1.05	mmol/L	1.10~1.34	↓

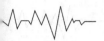

6. 凝血功能检查 见表5-5。

表5-5 凝血功能检查报告单

项目名称	结 果	单 位	正常值范围	结 论
凝血酶原时间	13.6	s	11~14	—
国际标准化比值（INR）	1.05		0.9~1.1	—
纤维蛋白原含量	2.06	g/L	2~4	—
凝血酶时间	21.3	s	16~18	↑
活化部分凝血活酶时间	34.4	s	30~42	—
凝血酶原时间活度	95	%	75~115	—

7. NT-proBNP 检查 见表5-6。

表5-6 NT-proBNP 检查报告单

项目名称	结 果	单 位	正常值范围	结 论
NT-proBNP	67.94	pg/ml	<125	—

8. 胸部 X 线检查 见图5-4、图5-5。

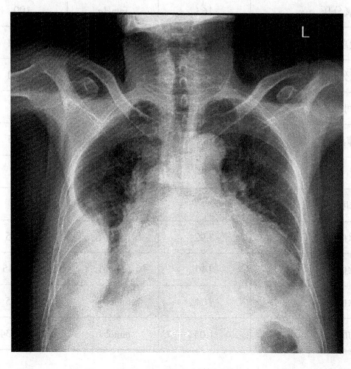

图5-4 胸部 X 线影像

医学影像报告单

姓　　名：▓▓▓	性　别：男	年　　龄：67岁
检查号：▓▓▓▓	检查时间：▓▓▓▓▓	住院号：▓▓▓▓
送检科室：▓▓▓▓▓	送检医生：▓▓▓	收费类型：
检查部位：胸部正位片		检查方法：
报告医生：▓▓▓	审核医生：▓▓▓	

影像所见：

　　两肺纹理增多、模糊，两上肺野见散在斑点状、条索状密度增高影；两下肺野见条片状密度增高影，边缘模糊；右中下肺野见大片状密度增高影；心影增大，两侧膈面、肋膈角显示不清。

诊断结论：

　　1. 两肺炎症；两侧胸腔积液。

　　2. 右中下肺野高密度影，局部包裹性积液？占位性病变？请结合CT检查。

　　3. 两上肺增殖灶。

　　4. 心影增大，请结合临床。

图 5-5　胸部 X 线检查报告单

9. 胸部 CT 检查　　见图 5-6、图 5-7。

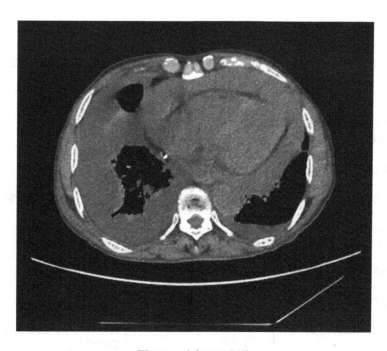

图 5-6　胸部 CT 影像

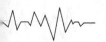

医学影像报告单

姓　　名:		性　别:男		年　　龄:67岁	

检 查 号:　　　　　　检查时间:　　　　　　住 院 号:
送检科室:　　　　　　送检医生:　　　　　　收费类型:
检查部位:胸部(64排CT平扫)　　　　　　　　检查方法:
报告医生:　　　　　　审核医生:

影像所见:

CT平扫(轴位):
两侧胸廓对称。两侧胸腔见弧形水样密度影;右肺中叶、两肺下叶部分体积缩小,肺实质萎陷,两肺叶见条索状高密度影,部分边缘模糊。气管、支气管未见狭窄及阻塞。纵隔和两肺门区未见肿大淋巴结。主动脉、冠状动脉管壁钙化。心包腔见环形水样密度影,最宽处约36mm。

诊断结论:
　1.两侧胸腔积液(部分包裹)并右肺中叶、两肺下叶轻度膨胀不全。
　2.心包大量积液。
　3.两肺炎症。
　4.两肺纤维硬化结节灶。
　5.主动脉、冠状动脉硬化。

图 5-7　胸部 CT 检查报告单

【标准化病人剧本】

情景案例前情提要:
时间:晚上。
地点:心内科病房。
情节:学员(1 名)是今天心内科病房的值班医生。病房中一位于今天白天进行阵发性房颤射频消融术的老年男性患者(李某,67 岁)因术后出现呼吸困难,端坐呼吸,伴胸闷、出冷汗、头昏、乏力、烦躁不安,其家属(1 名)呼叫医生。当班医生立即前往病床边查看患者。

表演要求:
1. SP1(患者)表情非常痛苦,呼吸困难,端坐呼吸,出冷汗,面色苍白,不时呻吟。
2. SP2(患者家属)表情着急,非常担心。
3. 本次发病的主要症状由患者回答,较长的病史、个人史、家族史由患者家属回答。
4. 询问病史时,若医生没有询问,患者和患者家属不做过多回答。

情景	医生问题	SP1(患者)回答	SP2(患者家属)回答
自我介绍	我是今天的值班医生,××医生,这是××床的李某吗?		是的。
一般情况询问	刚才是您呼叫的医生吗?		是的。
	患者多大年纪了?		67 岁了。
	患者是您的什么人?		他是我父亲。他现在很不舒服,医生,您快给他看看。

情景	医生问题	SP1(患者)回答	SP2(患者家属)回答
现病史询问	阿叔,您哪里不舒服?	我感觉呼吸困难。	
	是怎么样的呼吸困难?	胸口发紧,像是有东西压着,呼吸费劲。	
	多久了?		大概10分钟前开始。
	呼吸越来越费劲吗?	对。	
	除了呼吸费劲,还有其他不舒服吗?	还胸闷,出冷汗,头昏,没有力气,心烦。	
既往史、个人史询问	有过哮喘吗?		没有。
	对什么药物或其他东西过敏吗?		没有。
病情告知			(主动发问)医生,我父亲这样是什么原因啊?严不严重啊?
	结合您父亲的症状和病史,考虑心包压塞可能,接下来我们要给他做心电图、床旁超声,抽血化验,以进一步明确诊断。		好的,那尽快做检查吧,谢谢。
治疗告知	您父亲的检查结果出来了,是急性心包压塞。		这种病严不严重,能治好吗?
	这种病是由于……(向患者及其家属解释病情)		大概明白了,那要怎么治呢?
	需要进行紧急心包穿刺引流术。		啊,还要手术呀?手术危不危险?风险大不大?要多少钱?
	您父亲的这个情况……(告知患者及其家属要进行紧急心包穿刺引流术的重要性、风险及大概的治疗费用)		那好吧,请尽快安排。

【学习行为评估】

急性心脏压塞的识别与处理医学模拟教学学习行为评估表

演示学员:		学员年级:		总得分(满分100分):			
导　师:		助　教:		SP:			
评估地点:				评估日期时间:			
一、问诊评估							
序号	评估项目		评　分				得分(满分16分)
1	主诉		□未完成(0分)	□一般(0.5分)	□良好(1分)	□优秀(2分)	
2	现病史	主要症状	□未完成(0分)		□完成(2分)		
3		起病时间	□未完成(0分)		□完成(2分)		
4		呼吸困难特点	□未完成(0分)		□完成(2分)		
5		伴随症状	□未完成(0分)		□完成(2分)		

续表

序号	评估项目		评 分				得分 (满分16分)
6	既往史		□未完成 (0分)	□一般 (0.5分)	□良好 (1分)	□优秀 (2分)	
7	个人史		□未完成 (0分)	□一般 (0.5分)	□良好 (1分)	□优秀 (2分)	
8	人文关怀		□未完成 (0分)	□一般 (0.5分)	□良好 (1分)	□优秀 (2分)	

二、临床思维及操作评估

序号	评估项目		评 分				得分 (满分37分)
9	针对性体格 检查 (心肺听诊)	体位	□不正确(0分)		□正确(2分)		
10		部位	□不正确(0分)		□正确(2分)		
11		顺序	□不正确(0分)		□正确(2分)		
12		内容	□未完成 (0分)	□一般 (2分)	□良好 (4分)	□优秀 (5分)	
13	心脏压塞三联征检查		□未完成(0分)		□完成(2分)		
14	心电图检查	操作	□未完成(0分)		□完成(3分)		
15		诊断	□不正确(0分)		□正确(5分)		
16	急诊床旁超声检查		□未完成(0分)		□完成(3分)		
17	血常规、血气分析、心肌酶学、肌钙 蛋白、凝血功能、NT-proBNP检查		□未完成(0分)		□完成(3分)		
18	疾病诊断		□未完成 (0分)	□一般 (5分)	□良好 (7分)	□优秀 (10分)	

三、处理评估

序号	评估项目		评 分				得分 (满分32分)
19	一般治疗	提高吸氧流量	□未完成(0分)		□完成(2分)		
20		补液	□未完成(0分)		□完成(2分)		
21		升压	□未完成(0分)		□完成(2分)		
22		告病危	□未完成(0分)		□完成(2分)		
23	报告上级医师		□未完成(0分)		□完成(2分)		
24	准备心包穿刺用品,与患者签署 心包穿刺同意书		□未完成(0分)		□完成(3分)		
25	心包穿刺引流术		□未完成(0分)		□完成(10分)		
26	沟通病情,解释进行紧急心包穿刺 引流术的重要性		□未完成 (0分)	□一般 (2分)	□良好 (4分)	□优秀 (6分)	
27	人文关怀		□未完成 (0分)	□一般 (1分)	□良好 (2分)	□优秀 (3分)	

四、用时评估

序号	评估项目	完成要求	未完成 (0分)	完成 (5分)	得分 (满分15分)
28	完成心电图检查	10min 内			
29	完成床旁心包超声检查	20min 内			
30	完成心包穿刺引流术	30min 内			

(周朝锋)

实训项目六
急性左心衰竭的识别与处理

【教学目标】

1. 学员能准确进行急性左心衰竭患者的病情识别与诊断。
2. 学员能进行针对性体格检查并及时完善必要的辅助检查。
3. 学员能正确使用正性肌力药物及血管活性药物治疗左心衰竭。
4. 学员能与患者及其家属沟通病情并完成相关治疗前的谈话及签字。
5. 学员能在诊疗过程中体现良好人文关怀。
6. 学员能归纳总结出急性左心衰竭患者的正确处理流程。

【教学对象】

二至三年级规培医师(含并轨专业型硕士研究生)、实习医师、住院医师、进修医师。

【教学方法】

情景模拟教学法。

【教学时数】

4学时。

【学员知识储备】

1. 已学习心力衰竭理论课程及心电图检查技能操作课程。
2. 自学《中国心力衰竭诊断和治疗指南 2024》。

【教学地点】

临床技能中心、临床示教室。

【参与教学人员】

导师 1 名、助教 1 名、标准化病人(SP)2 名、配合护士 1 名。

【主要设备及物品】

心电监护模拟教学系统、心肺听诊音频及播放设备(或心肺听诊模型)、模拟呼吸机(可选)、心电图机、听诊器、血压计、计算机、投影设备。

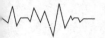

【 导师引导性反馈要点 】

1. 胸闷、呼吸困难症状特点的问诊。
2. 此次发病病情演变过程的详细问诊。
3. 针对性体格检查。
4. 及时进行血气分析、NT-proBNP 检查的重要性。
5. 熟练评估患者循环、呼吸、意识状态的重要性。
6. 疾病诊断与鉴别诊断的临床思维过程。
7. 时间对于急性心力衰竭患者的重要性。
8. 与患者及其家属的病情沟通。
9. 迅速准确判断急性心力衰竭的临床表现分型。
10. 归纳梳理急性左心衰竭患者的正确处理流程。

【 课后评估、调查工具 】

1. 学习行为评估表。
2. 医学模拟教学课后评价调查表(附录一)。
3. Mini-CEX 评分表(附录二)。

[模拟案例运行设计]

情景案例前情提要：

时间：上午。

地点：急诊科门诊、急诊科抢救室。

情节：学员（1名）是今天的急诊当班医生，一位中年男性患者（徐某，50岁）因今日上午9时左右上完厕所后出现胸闷，气喘加重，烦躁不安，休息后仍不能缓解，伴乏力、汗出，在其家属（1名）陪同下前来急诊科就诊，即刻将其送入抢救室。该患者2天前感冒发热后稍感胸闷，气喘不适，伴乏力，未就医诊治，既往有冠心病病史。

	关键事件	学习目标	标的反应	模拟设置
一、学员做出正确病情判断及恰当处理	接诊患者。患者呈急性面容，胸闷、呼吸困难，烦躁不安，乏力，大汗淋漓	1. 得体接待患者，体现良好人文关怀。 2. 熟练进行问诊。 3. 熟练进行体格检查	人文： 1. 自我介绍，接待患者，表现出良好的人文关怀，建立良好的医患沟通基础。 医疗： 2. 问诊时突出重点，不遗漏重要病史。 3. 有针对性地进行体格检查，重点为测量血压、心肺听诊	1. 配合播放心肺听诊音或在心肺听诊模型上听诊（声音外放）。 2. 体格检查结果： （1）咽部：咽红，扁桃体无肿大。 （2）胸部：双肺呼吸音稍粗，可闻及湿啰音。 （3）心脏：心界不大，心率118次/min，第二心音亢进，奔马律心音。 （4）其他：双下肢轻度浮肿，颈静脉怒张，肝颈静脉回流征阳性。 （5）生命体征：T 37.2℃，HR 118次/min，R 22次/min，BP 152/94mmHg
	学员正确判断病情、处理恰当	1. 能及时对患者病情正确识别与判断。 2. 能熟练评估患者循环、呼吸、意识状态。 3. 熟练进行心电图检查操作并做出诊断。 4. 能及时完善辅助检查，以明确诊断。 5. 能对患者及其家属做好人文关怀	医疗： 1. 评估病情：考患者心源性呼吸困难可能性大。 2. 初步诊断：急性左心衰竭。 3. 处理： （1）立即吸氧。 （2）床旁心电图检查。 （3）连续心电监测。 （4）急诊心肌酶学、NT-proBNP、肌钙蛋白、D-二聚体、血气分析检查。 4. 下达病重通知。 5. 请心内科急诊会诊，报告上级医师。 人文： 6. 告病重，及时与患者及其家属沟通病情，安抚患者及其家属情绪	1. 模拟监护仪显示：（状态0）T 37.2℃，HR 118次/min，R 22次/min，BP 152/94mmHg，SpO2 92%；心电波形示窦性心动过速。 2. 患者呈急性面容，胸闷，呼吸困难，烦躁不安，乏力，大汗淋漓

续表

关键事件	学习目标	标的反应	模拟设置
一、学员做出正确病情判断及恰当处理 10min后相关辅助检查结果回报	1. 能根据临床资料准确做出急性左心衰竭的疾病诊断。 2. 能准确判断有无心源性休克。 3. 能准确判断有无呼吸衰竭。 4. 能及时给予支持治疗	医疗： 1. 明确疾病诊断：急性左心衰竭，临床表现分型为湿暖型。 2. 进一步处理。 (1) 令患者取半坐位或端坐位，双腿下垂。 (2) 建立静脉通路，控制输液速度。 (3) 吸氧。 (4) 镇静（吗啡）。 (5) 利尿（呋塞米）。 (6) 扩血管（硝酸甘油/硝普钠）。 (7) 强心（去乙酰毛花苷）。 人文： 3. 与患者及其家属沟通病情	1. 提供心电图检查结果，结果显示：窦性心动过速。 2. 提供实验室检查结果：NT-proBNP 5 600 pg/ml，明显升高，心肌酶学、D-二聚体、血气分析等检查正常。 3. 用药后，模拟监护仪显示:(状态1) T 37.0℃，HR 88次/min，SpO_2 98%；BP 130/78mmHg，心电波形示窦性心律。 4. 患者胸闷、呼吸困难缓解，意识清醒。 5. 任务完成
二、学员做出不正确病情判断及不恰当处理，后纠正 接诊患者。病情判断错误，处理不恰当		医疗： 1. 同诊、体格检查。 2. 病情判断：考虑肺部疾病。 3. 处理：进行血常规、血气分析，胸部X线（或胸部CT）检查	1. 若学员未下医嘱进行心电监护，护士可提醒，并予心电监护。 2. 模拟监护仪显示:(状态0) T 37.2℃，HR 118次/min，R 22次/min，BP 152/94mmHg，SpO_2 92%；心电波形示窦性心动过速
10min后检查结果回报 学员按肺源性呼吸困难处理		医疗： 1. 病情判断：考虑为肺源性呼吸困难。 2. 进一步处理： (1) 解除气道痉挛，改善通气。 (2) 吸氧（酒精湿化）。 (3) 多索茶碱静脉注射	1. 提供胸部X线（或胸部CT）等检查结果：胸部X线检查结果显示：肺淤血，两下肺肺炎，心影扩大。 2. 用药后，模拟监护仪显示:(状态2) T 37.2℃，HR 138次/min，R 25次/min，BP 168/98mmHg，SpO_2 88%；心电波形示窦性心动过速。 3. 患者胸闷、呼吸困难、烦躁、乏力未缓解

续表

关键事件	学习目标	标的反应	模拟设置
二、学员先做出不正确判断及不恰当处理,后纠正	患者胸闷,气喘,烦躁,乏力症状未缓解,血氧饱和度下降	医疗： 连接呼吸机,予无创正压通气。	1. 护士配合连接模拟呼吸机(无条件情况下,可口头执行医嘱)。 2. 连接呼吸机后,模拟监护仪显示:(状态3)T 36.8℃,HR 145次/min,R 24次/min,BP 170/100mmHg,SpO2 86%;心电波形示窦性心动过速。 3. 患者胸闷,呼吸困难,烦躁,乏力未缓解。
	学员重新评估病情,做出正确判断及恰当处理	医疗： 1. 重新评估病情,考虑急性左心衰竭。 2. 处理： (1) 予心肌酶学、NT-proBNP、肌钙蛋白、D-二聚体检查。 (2) 床旁心电图检查。 (3) 嘱患者取坐位或卧位,双腿下垂。 (4) 镇静(吗啡)。 (5) 利尿(呋塞米)。 (6) 扩血管(硝酸甘油/硝普钠)。 (7) 强心(去乙酰毛花苷)。 (8) 下达病重通知。 3. 请心内科急会诊,报告上级医师。 人文： 4. 告病重,及时与患者及其家属沟通病情	1. 提供相关检查结果。 2. 用药后,模拟监护仪显示:(状态1)T 37℃,HR 88次/min,R 20次/min,BP 130/78mmHg,SpO2 98%;心电波形示窦性心律。 3. 患者胸闷,呼吸困难缓解,意识清醒。 4. 任务完成。
三、学员仍未对病情做出正确判断及恰当处理,患者病情未缓解			1. 接诊30min后仍未进行正确处理,患者病情恶化,模拟监护仪显示:(状态4)心搏、呼吸停止。 2. 任务失败

说明：无条件完成的医嘱,护士可以口头执行

【模拟案例运行示意图】

模拟案例运行示意见图 6-1。

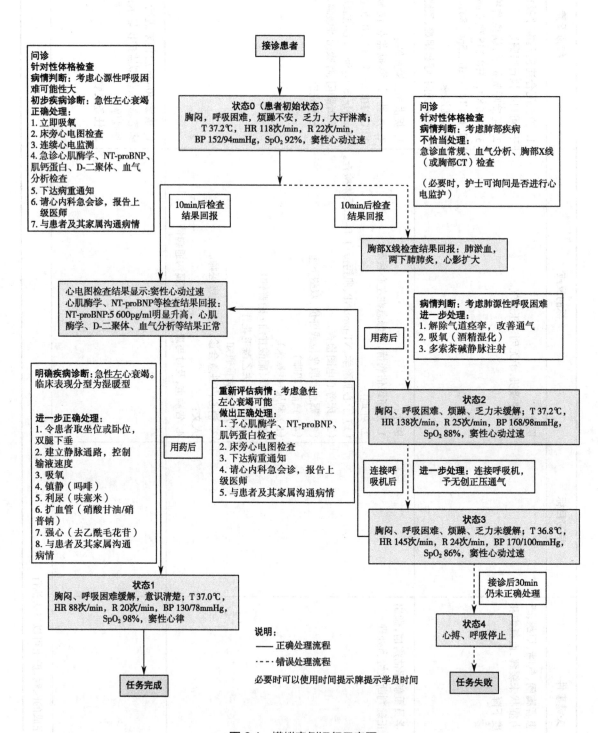

图 6-1　模拟案例运行示意图

【设备物品清单】

序号	设备物品名称	规格	数量	要求
1	门诊接诊桌椅	医院常规	1	
2	病床	医院常规	1	
3	吸氧设备	医院常规	1	
4	心电监护模拟教学系统		1	提前调试,输入数据
5	心肺听诊音频及播放设备(或心肺听诊模型)		1	提前调试
6	心电图机		1	
7	体温计		1	
8	压舌板		1	
9	听诊器		1	
10	血压计		1	
11	体格检查结果提示牌		1	打印
12	心电图检查结果	图纸	1	打印图 6-2
13	电解质、血糖、肾功能检查报告单		1	打印表 6-1
14	心肌酶学、肌钙蛋白、NT-proBNP 检查报告单		1	打印表 6-2
15	D- 二聚体、血常规检查报告单		1	打印表 6-3、表 6-4
16	血气分析检查报告单		1	打印表 6-5
17	胸部 X 线检查结果		1	打印图 6-3、图 6-4
18	胸部 CT 检查结果		1	打印图 6-5、图 6-6
19	计算机、投影设备		1	提前调试
20	时间提示牌		按需	打印

【模拟心电监护教学系统参数设置】

状态	状态参数	患者情况
状态 0	T 37.2℃,HR 118 次 /min,R 22 次 /min,BP 152/94 mmHg,SpO$_2$ 92%,窦性心动过速	胸闷,呼吸困难,烦躁不安,乏力,大汗淋漓
状态 1	T 37℃,HR 88 次 /min,R 20 次 /min,BP 130/78 mmHg,SpO$_2$ 98%,窦性心律	胸闷、呼吸困难缓解,意识清醒
状态 2	T 37.2℃,HR 138 次 /min,R 25 次 /min,BP 168/98 mmHg,SpO$_2$ 88%,窦性心动过速	胸闷、呼吸困难、烦躁、乏力未缓解
状态 3	T 36.8℃,HR 145 次 /min,R 24 次 /min,BP 170/100 mmHg,SpO$_2$ 86%,窦性心动过速	胸闷、呼吸困难、烦躁、乏力未缓解
状态 4	心搏、呼吸停止	心搏、呼吸停止

【体格检查结果】

1. 咽部:咽红、扁桃体无肿大。

2. 胸部:双肺呼吸音稍粗,可闻及湿啰音。

3. 心脏:心界不大,心率 118 次 /min,第二心音亢进,奔马律心音。

4. 其他:双下肢轻度浮肿,颈静脉怒张,肝颈静脉回流征阳性。

5. 生命体征:T 37.2℃,HR 118 次 /min,P 118 次 /min,R 22 次 /min,BP 152/94mmHg。

余未见异常。

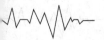

【辅助检查结果】

1. 心电图检查 见图 6-2。

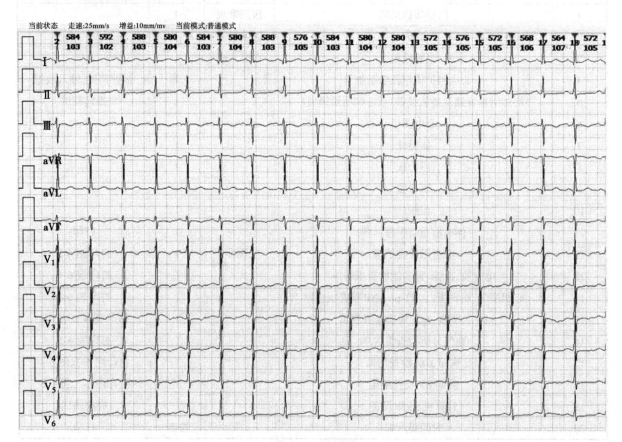

图 6-2 心电图

心电图诊断:窦性心动过速

2. 电解质、血糖、肾功能检查 见表 6-1。

表 6-1 电解质、血糖、肾功能检查报告单

项目名称	结 果	单 位	正常值范围	结 论
钾	5.2	mmol/L	3.5~5.5	—
钠	132	mmol/L	137~145	↓
氯	106	mmol/L	95~105	—
钙	2.16	mmol/L	2.25~2.58	—
镁	0.75	mmol/L	0.8~1.2	—
磷	1.67	mmol/L	0.97~1.61	↑
血糖	9.1	mmol/L	3.9~6.1	↑
尿素	4.2	mmol/L	3.2~7.1	—
肌酐	63	μmol/L	53~106（男） 44~97（女）	—
尿酸	530	μmol/L	208~428（男） 155~357（女）	↑

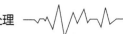

3. 心肌酶学、肌钙蛋白、NT-proBNP 检查 见表 6-2。

表 6-2 心肌酶学、肌钙蛋白、NT-proBNP 检查报告单

项目名称	结 果	单 位	正常值范围	结 论
天冬氨酸转氨酶	16	U/L	8~40	—
肌酸激酶	198	U/L	50~310（男） 40~200（女）	—
肌酸激酶同工酶	12	IU/L	0~24	—
乳酸脱氢酶	195	U/L	120~250	—
α-羟基丁酸脱氢酶	119	IU/L	72~182	—
肌红蛋白	60	μg/L	6~85	—
肌钙蛋白 I	0.15	μg/L	0~0.2	—
NT-proBNP	5 600	pg/mL	<125	↑

4. D-二聚体检查 见表 6-3。

表 6-3 D-二聚体检查报告单

项目名称	结 果	单 位	正常值范围	结 论
D-二聚体	0.31	mg/L	<0.5	—

5. 血常规检查 见表 6-4。

表 6-4 血常规检查报告单

项目名称	结 果	单 位	正常值范围	结 论
白细胞计数	5.2	10^9/L	4.0~10.0	—
淋巴细胞百分比	5.2	%	20~40	↓
淋巴细胞计数	1.06	10^9/L	0.8~4	—
单核细胞百分比	10.4	%	3~8	↑
单核细胞计数	2.13	10^9/L	0.12~0.8	↑
中性粒细胞百分比	54.3	%	50~70	—
中性粒细胞计数	3.2	10^9/L	2.0~7.0	—
嗜酸性粒细胞百分比	0.00	%	0.5~5	—
嗜酸性粒细胞计数	0.0	10^9/L	0.05~0.5	—
嗜碱性粒细胞百分比	0.1	%	0~1	—
嗜碱性粒细胞计数	0.02	10^9/L	0~0.1	—
红细胞计数	4.3	10^{12}/L	4.0~5.5（男） 3.5~5.0（女）	—
血红蛋白浓度	125	g/L	120~160（男） 110~150（女）	—
血细胞比容	0.35	L/L	0.4~0.5（男） 0.37~0.48（女）	—
平均红细胞容积	83	fl	80~100	—

续表

项目名称	结果	单位	正常值范围	结论
平均红细胞血红蛋白含量	28.1	pg	27~34	—
平均红细胞血红蛋白浓度	328	g/L	320~360	—
红细胞体积分布宽度-CV	21.8	%	11.5~14.5	—
红细胞体积分布宽度-SD	47.1	fl	35.1~43.9	↑
血小板计数	270	10^9/L	100~300	—
血小板体积分布宽度	15	%	15~17	—
血小板平均容积	8	fl	7~11	—
大血小板比例	37	%	13~43	—
血小板压积	0.21	%	0.11~0.28	—

6. 血气分析检查　见表6-5。

表6-5　血气分析检查报告单

项目名称	结果	单位	正常值范围	结论
pH值（T）	7.38		7.35~7.45	—
二氧化碳分压（T）	29.0	mmHg	35~45	↓
氧分压（T）	108	mmHg	80~100	↑
pH值（S）	7.38		7.35~7.45	—
二氧化碳分压（S）	45	mmHg	35~45	—
氧分压（S）	145	mmHg	80~100	↑
碳酸氢根浓度	26	mmol/L	22~26	—
标准碳酸氢盐	26	mmol/L	22~26	—
细胞外剩余碱	-2	mmol/L	-3~3	—
剩余碱	2	mmol/L	-3~3	—
动脉血氧含量	14.5	ml/dl	19~21	↓
血氧饱和度	98.7	%	95~100	—
平均肺泡氧分压	85	mmHg	100	—
二氧化碳总量	24	mmol/L	24~32	—
肺泡动脉氧分压差	23	mmHg	15~20	↑
阴离子间隙	28.8	mmol/L	8~16	
动脉 PO_2/肺泡 PO_2	89.9	%	85~95	
温度	37	℃		
吸氧浓度	36	%		
钾（动脉血）	4.27	mmol/L	3.4~5.5	—
钠（动脉血）	141	mmol/L	135~145	—
氯（动脉血）	105	mmol/L	95~105	—
游离钙（动脉血）	1.14	mmol/L	1.10~1.34	—

7. 胸部 X 线检查　见图 6-3、图 6-4。

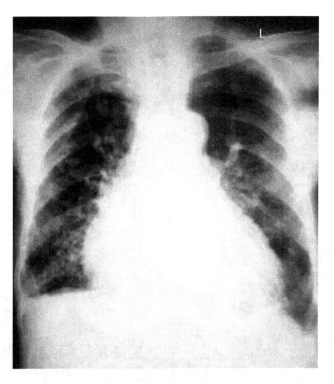

图 6-3　胸部 X 线影像

医学影像报告单

姓　　名: ▓▓	性　别:男	年　龄 50岁
检 查 号: ▓▓▓▓	检查时间:▓▓▓▓▓ ▓ ▓	住 院 号
送检科室: ▓▓▓	送检医生:▓▓▓	收费类型:
检查部位: 胸部正位片		检查方法:
报告医生: ▓▓	审核医生: ▓▓	

影像所见:

双肺纹理肺纹理增多、增粗,视野稍模糊局部呈网状,左下肺野稍显著,双下肺底部可见密度增高影。双肺门影大小、形态正常.纵隔形态规则,左心增大,双侧膈面光滑,肋膈角锐利。

诊断结论:
1. 两下肺炎症,轻度肺淤血。
2. 心影增大。

图 6-4　胸部 X 线检查报告单

8. 胸部 CT 检查　见图 6-5、图 6-6。

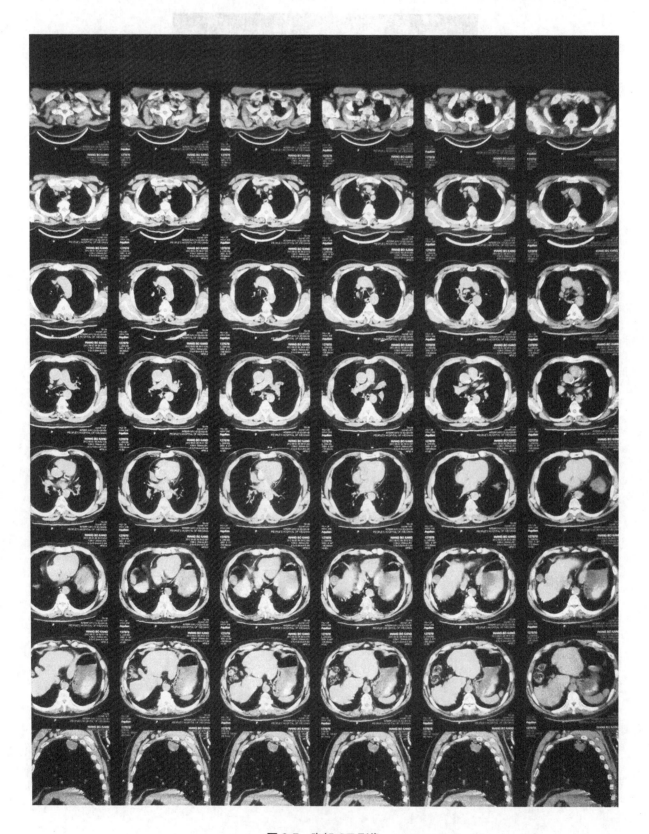

图 6-5　胸部 CT 影像

医学影像报告单

姓　　名: ▉▉	性　　别:男	年　　龄 50岁
检 查 号: ▉▉▉	检查时间:▉▉▉ ▉ ▉	住 院 号
送检科室: ▉▉	送检医生: ▉▉	收费类型:
检查部位: 胸部CT平扫		检查方法:
报告医生: ▉▉	审核医生: ▉▉	

影像所见:

肺门影增大,支气管血管束增多增粗,密度增高,边缘模糊,肺野密度增高,呈现磨玻璃样高密度影,以双上肺明显并见Kerley线,两下肺可见少量密度增高影。心影左下增大。双侧胸膜无增厚,双侧胸腔无积液。

诊断结论:

1. 肺淤血,肺间质水肿。
2. 两下肺少许炎症。
3. 心脏增大。

图 6-6　胸部 CT 检查报告单

【标准化病人剧本】

情景案例前情提要:

时间:上午。

地点:急诊科门诊、急诊科抢救室。

情节:学员(1名)是今天的急诊当班医生,一位中年男性患者(徐某,50岁)因今日上午9时左右上完厕所后出现胸闷,气喘加重,烦躁不安,休息后仍不能缓解,伴乏力、汗出,在其家属(1名)陪同下前来急诊科就诊,即刻将其送入抢救室。该患者2天前患感冒发热后稍感胸闷,气喘不适,伴乏力,未就医处理,既往有冠心病病史。

表演要求:

1. SP1(患者)表情烦躁,气喘,手捂胸口,大口喘气。
2. SP2(患者家属)表现得非常着急、担心。
3. 本次发病的主要症状由患者回答,较长的病史、个人史、家族史由患者家属回答。
4. 询问病史时,若医生没有询问,患者和患者家属不做过多回答。

情景	医生问题	SP1(患者)回答	SP2(患者家属)回答
自我介绍	您好! 我是今天的当班医生,××医生,现在由我接诊您。		您好! ××医生。
一般情况询问	请问患者叫什么名字? 多大年纪了? 做什么工作的?		他叫徐某,50岁,是一名职员。
	这是您的什么人?		我丈夫。
现病史询问	您觉得哪里不舒服?	我感觉胸闷,气喘。	
	具体是哪个位置?	这里(手指前胸胸骨中下部)。	
	是怎么样的闷?	胸口发紧,像是有东西压着,感觉出不了气。	
	喘得厉害吗?	厉害。	

実訓項目六 急性左心衰竭的识别与处理

续表

情景	医生问题	SP1（患者）回答	SP2（患者家属）回答
现病史询问	多久了？	两天前开始出现，今天上午上完厕所，症状就更重了。	
	气喘发生前有什么特别的事吗？	就是两天前洗澡时不小心受凉了，有点感冒，有点流鼻涕。	
	您还有哪里不舒服吗？	觉得没力气，偶尔咳嗽。	
	咳嗽厉害吗？有没有痰？	咳嗽一般，有一些痰。	
	什么样的痰？	白色的。	
	以前有这样喘过吗？	有。	半年前因为天气转凉发作过一次，他说气喘胸闷的症状和这次一样，但没这次严重。
	当时有去医院看过吗？		当时到附近医院住院了，打了三天针就好了。
	当时有做什么检查和治疗？		抽了血，做了心电图。
	当时开了什么药？病历和检查结果带来了吗？		不记得了，来得匆忙，病历、检查结果都没带。
既往史询问	那还有过其他疾病吗？		5年前被诊断为冠心病，现在在服用阿司匹林和阿托伐他汀钙片。
	有高血压、糖尿病之类的慢性病吗？		以前住院的时候，医生说血压有点高。
	那有吃降压药吗？		他有时吃有时不吃，测量血压高了才吃。
	有肝炎、结核等传染病吗？		没有。
	做过手术，有过外伤吗？		没有。
个人史询问	最近精神状态怎么样？睡眠怎么样？	都还可以。	
	饮食、大小便情况怎么样？	还可以。	
	对什么药物或其他东西过敏吗？	没有。	
	抽烟、喝酒吗？	不喝酒，以前抽烟，肺不好，就没抽了。	
	有几个小孩？		两个。
家族史询问	家里人有过类似的情况吗？		没有。
	家族有什么遗传性疾病吗？		没有。
病情告知			（主动发问）医生，我丈夫现在的情况是跟上次一样吗？
	结合您丈夫的症状和病史，考虑急性心力衰竭可能，接下来我们要给他做心电图，抽血化验，进一步明确诊断。		好的，那尽快做检查吧，谢谢！
	您丈夫的检查结果出来了，是急性心力衰竭发作。		这种病严不严重，能治好吗？
	这种病是由于……（向患者及其家属解释病情）		大概明白了，那这种情况能改善吗？
治疗告知	您丈夫的这个情况……（告知患者及其家属要进行的治疗）		好的，明白了，谢谢医生！

98

【学习行为评估】

急性左心衰竭的识别与处理医学模拟教学学习行为评估表

演示学员：	学员年级：		总得分(满分100分)：		
导　师：	助　教：		SP：		
评估地点：			评估日期时间：		

一、问诊评估						
序号	评估项目		评 分			得分（满分17分）
1	主 诉		□未完成（0分）	□一般（0.5分）	□良好（1分）	□优秀（2分）
2	现病史	主要症状	□未完成（0分）		□完成（2分）	
3		起病时间	□未完成（0分）		□完成（1分）	
4		诱因	□未完成（0分）		□完成（1分）	
5		伴随症状	□未完成（0分）		□完成（1分）	
6		加重因素	□未完成（0分）		□完成（1分）	
7		诊疗经过	□未完成（0分）		□完成（1分）	
8	既往史		□未完成（0分）	□一般（0.5分）	□良好（1分）	□优秀（2分）
9	个人史		□未完成（0分）	□一般（0.5分）	□良好（1分）	□优秀（2分）
10	家族史		□未完成（0分）	□一般（0.5分）	□良好（1分）	□优秀（2分）
11	人文关怀		□未完成（0分）	□一般（0.5分）	□良好（1分）	□优秀（2分）

二、临床思维及操作评估						
序号	评估项目		评 分			得分（满分40分）
12	心脏听诊	体位	□不正确（0分）		□正确（1分）	
13		部位	□不正确（0分）		□正确（1分）	
14		顺序	□不正确（0分）		□正确（1分）	
15		内容	□未完成（0分）	□一般（1分）	□良好（2分）	□优秀（3分）
16	肺部听诊	体位	□不正确（0分）		□正确（1分）	
17		部位	□不正确（0分）		□正确（1分）	
18		顺序	□不正确（0分）		□正确（1分）	
19		内容	□未完成（0分）	□一般（1分）	□良好（2分）	□优秀（3分）
20	水肿检查		□不正确（0分）		□正确（1分）	
21	颈静脉检查		□不正确（0分）		□正确（1分）	
22	肝颈静脉回流征检查		□不正确（0分）		□正确（1分）	

序号	评估项目		评 分				得分 （满分40分）
23	肝脾触诊		□不正确（0分）		□正确（1分）		
24	心电图 检查	操作	□未完成（0分）		□完成（3分）		
25		诊断	□不正确（0分）		□正确（5分）		
26	心肌酶学检查		□未完成（0分）		□完成（2分）		
27	NT-proBNP检查		□未完成（0分）		□完成（2分）		
28	胸部X线或CT检查		□未完成（0分）		□完成（2分）		
29	疾病诊断		□未完成 （0分）	□一般 （5分）	□良好 （7分）	□优秀 （10分）	

三、处理评估

序号	评估项目		评 分				得分 （满分28分）
30	一般治疗	吸氧	□未完成（0分）		□完成（2分）		
31		心电监护	□未完成（0分）		□完成（2分）		
32		开通静脉通道	□未完成（0分）		□完成（2分）		
33		告病重	□未完成（0分）		□完成（2分）		
34	急性心力衰竭临床表现分型的判断		□未完成（0分）		□完成（2分）		
35	利尿、平喘、扩血管、强心药物的 正确使用		□未完成（0分）		□完成（5分）		
36	报告上级医师		□未完成（0分）		□完成（2分）		
37	联系心内科急会诊		□未完成（0分）		□完成（2分）		
38	沟通病情，解释急性心衰的 危重性和预后转归		□未完成 （0分）	□一般 （2分）	□良好 （4分）	□优秀 （6分）	
39	人文关怀		□未完成 （0分）	□一般 （1分）	□良好 （2分）	□优秀 （3分）	

四、用时评估

序号	评估项目	完成要求	未完成 （0分）	完成 （7.5分）	得分 （满分15分）
40	完成心电图检查	10min内			
41	完成胸部X线、心肌酶学、 NT-proBNP检查	20min内			

（朱海波）

实训项目七
急性肺栓塞的识别与处理

【教学目标】

1. 学员能准确进行急性肺血栓栓塞症患者的病情识别与诊断。

2. 学员能在 10min 内熟练完成心电图检查操作并做出诊断。

3. 学员能在 20min 内应用肺栓塞患病概率评分表及严重指数危险程度评分表对患者进行评估，并完善必要辅助检查。

4. 学员能在 30min 内告知患者及其家属病情，并完成相关治疗前谈话。

5. 学员在诊疗过程中能对患者及其家属进行人文关怀。

6. 学员能归纳总结出急性肺栓塞患者的正确处理流程。

【教学对象】

二至三年级规培医师（含并轨专业型硕士研究生）、实习医师、住院医师、进修医师。

【教学方法】

情景模拟教学法。

【教学时数】

4 学时。

【学员知识储备】

1. 已学习肺栓塞理论课程。

2. 自学《急性肺血栓栓塞症诊断与治疗中国专家共识（2015）》《肺血栓栓塞症诊治与预防指南》（2018 年）、《急性肺栓塞多学科团队救治中国专家共识》。

【教学地点】

临床技能中心、临床示教室。

【参与教学人员】

导师 1 名、助教 1 名、标准化病人（SP）2 名、配合护士 1 名。

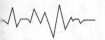

【主要设备及物品】

心电监护模拟教学系统、心肺听诊音频及播放设备(或心肺听诊模型)、心电图机、听诊器、血压计、计算机、投影设备。

【导师引导性反馈要点】

1. 呼吸困难、胸痛症状特点的问诊。
2. 肺栓塞患病概率评分(Wells评分或修订Geneva评分)的正确应用。
3. 肺栓塞严重指数(PESI)及其简化版本(sPESI)评估表的正确应用。
4. 进行血D-二聚体含量测定及血气分析检查的重要意义。
5. 及时进行肺动脉CTA(CT血管成像)检查的重要性。
6. 疾病诊断与鉴别诊断的临床思维过程。
7. 与患者及其家属的病情沟通。
8. 归纳梳理急性肺血栓栓塞症患者的正确处理流程。

【课后评估、调查工具】

1. 学习行为评估表。
2. 医学模拟教学课后评价调查表(附录一)。
3. Mini-CEX评分表(附录二)。

【模拟案例运行设计】

情景案例前情提要：
时间：晚上。
地点：急诊科门诊、急诊科抢救室。
情节：学员（1名）是今天的急诊当班医生，一位老年男性患者（陈某，55岁）因突发呼吸困难、胸痛，伴心悸、烦躁不安，而在其家属（1名）陪同下前来急诊科就诊，即刻将其送入抢救室。

	关键事件	学习目标	标的反应	模拟设置
一、学员做出正确病情判断及恰当处理	接诊患者。患者突发呼吸困难、胸痛，伴心悸、烦躁不安	1. 能得体接待患者，能很好体现人文关怀。 2. 熟练进行问诊。 3. 熟练进行体格检查	人文： 1. 自我介绍，接待患者，表现出良好的人文关怀，建立良好的医患沟通基础。 医疗： 2. 问诊时要突出重点，不遗漏重要病史。 3. 有针对性地进行体格检查，重点为测量血压、颈静脉充盈或搏动、心脏听诊、下肢体格检查	1. 配合播放心肺听诊音频或在心肺听诊模型上听诊（声音外放）。 2. 提供体格检查结果： (1) 一般情况：口唇发绀，呼吸急促，心动过速，烦躁不安。 (2) 颈部：颈静脉充盈或搏动。 (3) 胸部：肺部闻及呼吸音及细湿啰音。 (4) 心脏：心界不大，心率114次/min，心音亢进（或分裂），肺动脉瓣听诊区第二心音亢进，三尖瓣听诊区闻及收缩期喷射性杂音。 (5) 下肢体格检查：双下肢轻度凹陷性水肿，左侧小腿稍肿胀。 (6) 生命体征：T 36.3℃，HR 114次/min，P 114次/min，R 28次/min，BP 130/76 mmHg
	学员正确判断病情处理恰当	1. 能按照急性胸痛患者处理流程进行急诊处理。 2. 能安排必要的辅助检查，以查明病因，明确诊断	医疗： 1. 一般治疗：吸氧、安静休息、心电监护、心理护理、维持水电解质平衡。 2. 开通静脉通道。 3. 床旁心电图检查。 4. 立即进行血常规、C反应蛋白、D-二聚体、心肌酶学、肝肾功能、电解质、凝血功能检查。 5. 立即进行肺动脉CTA检查	1. 患者呼吸困难、胸痛，伴心悸、烦躁不安，持续未缓解。 2. 模拟监护仪显示：(状态0) T 36.3℃，HR 114次/min，SpO2 90%，BP 130/76mmHg，R 28次/min；心动过速性心动过速。 3. 提供心电图机。
	患者呼吸困难、胸痛、心悸、烦躁不安，持续未缓解，患者家属咨询医生	1. 能及时做好病情汇报和会诊申请。 2. 能及时正确使用肺栓塞患病概率评分表进行评估。 3. 能及时与患者及其家属进一步沟通病情	医疗： 1. 请心内科急会诊，报告上级医师。 2. 进行肺栓塞患病概率评分。 人文： 3. 与患者及其家属进一步沟通病情，安抚其情绪	1. 患者持续呼吸困难、胸痛，伴心悸、烦躁不安未缓解， 2. 接诊10min后，模拟监护仪显示：(状态1) T 36.3℃，BP 128/74mmHg，HR 116次/min，R 26次/min，SpO2 90%；心电波形示窦性心动过速

续表

	关键事件	学习目标	标的反应	模拟设置
一、学员做出正确诊断、病情判断及恰当处理	心电图、肺动脉CTA及各项血液检查结果回报	1. 能及时主动追问检查结果。2. 能够对肺动脉CTA影像进行简单阅片。3. 能正确应用肺栓塞严重指数及危险程度评估	医疗：1. 主动追问检查结果。2. 阅读各项辅助检查结果。3. 排除急性心肌梗死，做出疾病诊断：急性肺栓塞。4. 下达病危通知。5. 评估肺栓塞严重指数及危险程度。人文：6. 告病危，与患者及其家属沟通病情，安抚患者及其家属情绪。	1. 提供各项辅助检查结果。2. 提供肺栓塞严重指数（PESI）及其简化（sPESI）表。3. 提供Wells评分表或简化Geneva肺栓塞评分表。4. 模拟监护仪显示:(状态1)T 36.3℃，HR 116次/min，R 26次/min，SpO2 90%；心电波形示窦性心动过速，BP 128/74mmHg。5. 患者呼吸困难、胸痛、心悸、烦躁不安，持续未缓解
	学员进一步处理	1. 能正确使用抗凝及溶栓药物治疗急性肺栓塞。2. 能很好地与患者及其家属沟通病情，让其签署溶栓治疗同意书	医疗：1. 抗凝治疗：低分子量肝素。2. 溶栓：阿替普酶。人文：3. 与患者及其家属沟通病情，让其签署溶栓治疗同意书	1. 用药后，模拟监护仪显示:(状态2)T 36.5℃，HR 72次/min，R 20次/min，SpO2 99%；心电波形示窦性心律，BP 128/78mmHg。2. 患者呼吸困难、胸痛、心悸、烦躁不安缓解，心悸消失
	患者症状缓解，安排患者转入病房	能及时将患者转入相应科室，进行进一步治疗	医疗：通知护士将患者送入心内科病房进行进一步治疗	1. 护士配合将患者送入心内科病房进行进一步诊疗。2. 任务完成。
二、学员先做出不正确诊断、病情判断及处理不恰当，后纠正	接诊患者，病情判断错误，处理不恰当		医疗：1. 问诊。2. 体格检查。3. 病情判断：考虑急性心肌梗死。4. 处理：(1) 负荷剂量双联抗血小板聚集治疗。(2) 强化降血脂、稳定斑块治疗。(3) 拟行冠状动脉CTA检查或急诊冠状动脉造影术	1. 若学员下医嘱进行心电监护，护士可提醒，并予心电监护。2. 模拟监护仪显示:(状态0)T 36.3℃，HR 114次/min，R 28次/min，SpO2 90%；心电波形示窦性心动过速，BP 130/76mmHg。
	患者持续呼吸困难、胸痛，伴心悸、烦躁不安未缓解，学员做出进一步处理		医疗：1. 床旁心电图检查。2. 立即进行心肌酶学、血常规、血气分析、D-二聚体、肝肾功能、电解质、凝血功能检查。3. 立即进行胸部CT检查。	1. 患者持续呼吸困难、胸痛，伴心悸、烦躁不安未缓解。2. 接诊后10min内未做出正确处理，模拟监护仪显示:(状态3)T 36.3℃，HR 116次/min，R 28次/min，SpO2 90%；心电波形示窦性心动过速，BP 128/72mmHg。

续表

关键事件	学习目标	标的反应	模拟设置
二、学员先做出不正确判断，对病情及处理做出不正确判断及恰当纠正后，患者病情未纠正		医疗： 学员重新评估病情，做出正确判断，排除急性心肌梗死，考虑急性肺栓塞	1. 接诊后20min内未做出正确处理，模拟监护仪显示：(状态4)T 36.3℃，HR 124次/min，R 26次/min，BP 100/54mmHg，SpO₂ 76%；心电波形示窦性心动过速。 2. 患者呼吸困难、胸痛加重，心悸、烦躁不安未缓解。 3. 提供心电图、心肌酶学、胸部CT检查结果
学员做出进一步处理		医疗： 1. 下达病危通知。 2. 请心内科急会诊，报告上级医师。 3. 进行肺栓塞患者病死概率评分。 4. 一般治疗：吸氧、安静休息、心电监护，维持水电解质平衡。 5. 开通静脉通道。 6. 立即进行肺动脉CTA检查，结果提示：双侧肺动脉多发栓塞，明确肺栓塞诊断。 7. 进行肺栓塞严重指数、危险程度评估。 8. 评估肺栓塞后子抗凝，溶栓治疗。 9. 通知护士将患者送入心内科病房进一步诊疗。 人文： 10. 告病危，与患者及其家属沟通病情，签署溶栓治疗同意书。	1. 提供相应检查结果。 2. 治疗后患者呼吸困难、胸痛、烦躁不安症状缓解，心悸消失。 3. 学员正确处理后，模拟监护仪显示：(状态2)T 36.5℃，HR 72次/min，R 20次/min，SpO₂ 99%；心电波形示窦性心律。 4. 护士协助将患者送入心内科病房进一步诊疗。 5. 任务完成
三、学员仍未对病情做出正确判断及恰当处理，患者病情未缓解			1. 接诊后30min内仍未做出正确处理，模拟监护仪显示5)T 36℃，HR 100次/min，R 12次/min，BP 74/44mmHg，SpO₂ 66%；心电波形示窦性心律。 2. 患者病情恶化：意识丧失，陷入昏迷。 3. 任务失败

说明：无条件完成的医嘱，护士可以口头执行

【模拟案例运行示意图】

模拟案例运行示意见图 7-1。

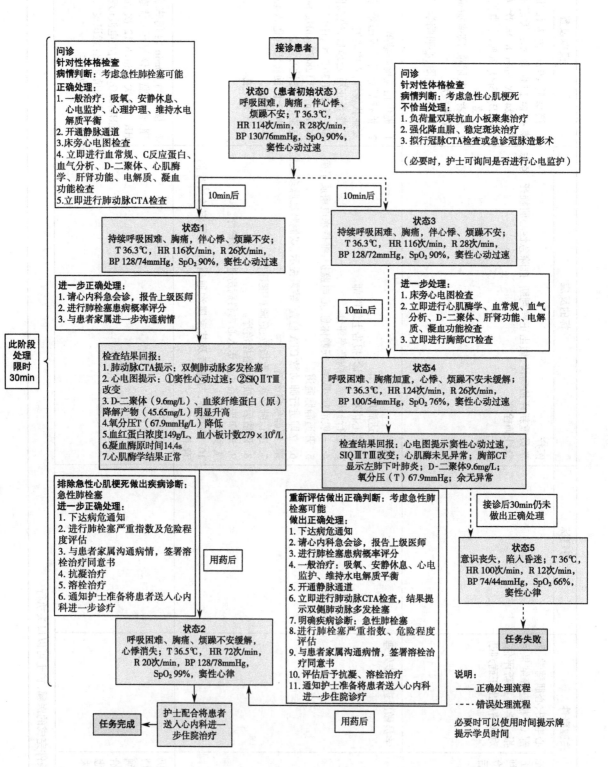

图 7-1 模拟案例运行示意图

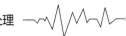

【设备物品清单】

序号	设备物品名称	规格	数量	要求
1	门诊接诊桌椅	医院常规	1	
2	病床	医院常规	1	
3	吸氧设备	医院常规	1	
4	心电监护模拟教学系统		1	提前调试,录入数据
5	心肺听诊音频及播放设备(或心肺听诊模型)		1	提前调试
6	心电图机		1	
7	体温计		1	
8	压舌板		1	
9	听诊器		1	
10	血压计		1	
11	手电筒		1	
12	叩诊锤		1	
13	体格检查结果提示牌		1	打印
14	心电图检查结果	图纸	1	打印图 7-2
15	实验室检查报告单		1	打印表 7-1、表 7-2、表 7-3、表 7-4
16	肺栓塞严重指数及危险程度评估表		1	打印表 7-7
17	胸部 CT 检查结果		1	打印图 7-3、图 7-4
18	肺动脉 CTA 检查结果		1	打印图 7-5、图 7-6
19	肺栓塞患病概率评分表(Wells 评分表、简化 Geneva 肺栓塞评分表)		1	打印表 7-5、表 7-6
20	计算机、投影设备		1	提前调试
21	时间提示牌		按需	打印

【模拟心电监护教学系统参数设置】

状态	状态参数	患者情况
状态 0	T 36.3℃,HR 114 次 /min,R 28 次 /min,BP 130/76mmHg,SpO$_2$ 90%,窦性心动过速	呼吸困难,胸痛,伴心悸、烦躁不安
状态 1	T 36.3℃,HR 116 次 /min,R 26 次 /min,BP 128/74mmHg,SpO$_2$ 90%,窦性心动过速	持续呼吸困难,胸痛,伴心悸、烦躁不安
状态 2	T 36.5 ℃,HR 72 次 /min,R 20 次 /min,BP 128/78mmHg,SpO$_2$ 99%,窦性心律	呼吸困难、胸痛、烦躁缓解,心悸消失
状态 3	T 36.3℃,HR 116 次 /min,R 28 次 /min,BP 128/72mmHg,SpO$_2$ 90%,窦性心动过速	持续呼吸困难、胸痛,心悸、烦躁不安未缓解
状态 4	T 36.3℃,HR 124 次 /min,R 26 次 /min,BP 100/54mmHg,SpO$_2$ 76%,窦性心动过速	呼吸困难、胸痛加重,心悸、烦躁不安未缓解
状态 5	T 36℃,HR 100 次 /min,R 12 次 /min,BP 74/44mmHg,SpO$_2$ 66%,窦性心律	意识丧失,陷入昏迷

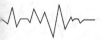
【体格检查结果】

1. 一般情况：口唇发绀，呼吸急促，心动过速，烦躁不安。

2. 颈部：颈静脉充盈或搏动。

3. 胸部：肺部闻及哮鸣音及细湿啰音。

4. 心脏：心界不大，心率 114 次 /min，肺动脉瓣听诊区第二心音亢进（或分裂），三尖瓣听诊区闻及收缩期喷射性杂音。

5. 下肢：双下肢静脉扩张、迂曲，左侧小腿稍肿胀。

6. 生命体征：T 36.3℃，HR 114 次 /min，P 114 次 /min，R 28 次 /min，BP 130/76mmHg。

余未见异常。

【辅助检查结果】

1. **心电图检查**　见图 7-2。

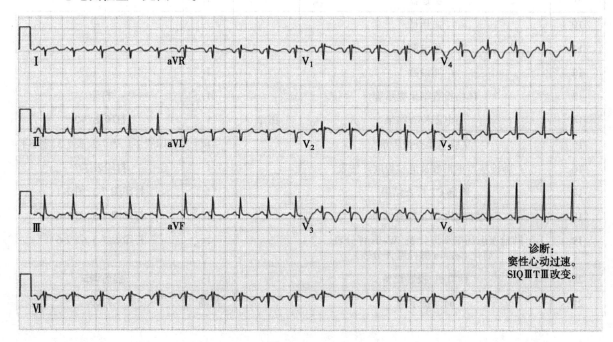

图 7-2　心电图

心电图诊断：①窦性心动过速（HR：115 次 /min）；②S Ⅰ Q Ⅲ T Ⅲ 改变（Ⅰ导联出现 S 波，Ⅲ导联出现 Q 波和 T 波倒置）

2. **血常规、C 反应蛋白检查**　见表 7-1。

表 7-1　血常规、C 反应蛋白检查报告单

项目名称	结果	单位	正常值范围	结论
白细胞计数	7.32	10^9/L	4.0~10.0	—
淋巴细胞百分比	7.9	%	20~40	↓
淋巴细胞计数	0.58	10^9/L	0.8~4	—
单核细胞百分比	5.4	%	3~8	—
单核细胞计数	0.4	10^9/L	0.12~0.8	—
中性粒细胞百分比	86.4	%	50~70	↑
中性粒细胞计数	6.32	10^9/L	2.0~7.0	—

项目名称	结果	单位	正常值范围	结论
嗜酸性粒细胞百分比	0.2	%	0.5~5	—
嗜酸性粒细胞计数	0.01	10^9/L	0.05~0.5	—
嗜碱性粒细胞百分比	0.1	%	0~1	↓
嗜碱性粒细胞计数	0.01	10^9/L	0~0.1	↓
红细胞计数	4.82	10^{12}/L	4.0~5.5（男） 3.5~5.0（女）	—
血红蛋白浓度	149	g/L	120~160（男） 110~150（女）	—
血细胞比容	0.43	L/L	0.4~0.5（男） 0.37~0.48（女）	—
平均红细胞容积	89.5	fl	80~100	—
平均红细胞血红蛋白含量	30.8	pg	27~34	—
平均红细胞血红蛋白浓度	344	g/L	320~360	—
红细胞体积分布宽度-CV	12.4	%	11.5~14.5	—
红细胞体积分布宽度-SD	41.1	fl	35.1~43.9	—
血小板计数	279	10^9/L	100~300	—
血小板体积分布宽度	15.7	%	15~17	—
平均血小板体积	7.9	fl	7~11	—
大血小板比例	11.7	%	13~43	↓
血小板压积	0.22	%	0.11~0.28	—
C 反应蛋白（CRP）	36.3	mg/L	<8	↑

3. 肝肾功能、电解质、心肌酶学检查　见表 7-2。

表 7-2　肝肾功能、电解质、心肌酶学检查报告单

项目名称	结果	单位	正常值范围	结论
总胆红素	12.8	μmol/L	3.4~17.1	—
直接胆红素	5.0	μmol/L	0~6.8	—
间接胆红素	7.8	μmol/L	1.7~10.2	—
总蛋白	69.2	g/L	60~80	—
白蛋白	37.9	g/L	40~55	—
球蛋白	31.3	g/L	20~30	—
白蛋白/球蛋白	1.2		（1.5~2.5）∶1	—
丙氨酸转氨酶	12	U/L	5~40	—
天冬氨酸转氨酶	19	U/L	8~40	—
总胆汁酸	2	μmol/L	0~10	—
尿素	3.18	mmol/L	3.2~7.1	—
肌酐	56	μmol/L	53~106（男） 44~97（女）	—
尿酸	244	μmol/L	208~428（男） 155~357（女）	—
钾	3.76	mmol/L	3.5~5.5	—
钠	141	mmol/L	137~145	—

项目名称	结果	单位	正常值范围	结论
氯	111	mmol/L	95~105	↑
钙	2.13	mmol/L	2.25~2.58	↓
镁	0.84	mmol/L	0.8~1.2	—
磷	0.44	mmol/L	0.97~1.61	—
天冬氨酸转氨酶	19	U/L	8~40	—
肌酸激酶	174	U/L	50~310（男）40~200（女）	—
肌酸激酶同工酶	17.76	IU/L	0~24	—
乳酸脱氢酶	201	U/L	120~250	—
α-羟基丁酸脱氢酶	158.32	IU/L	72~182	—
肌红蛋白	16.52	μg/L	6~85	—
肌钙蛋白Ⅰ	0.01	μg/L	0~0.2	—

4. 凝血功能、D-二聚体检查 见表7-3。

表7-3 凝血功能、D-二聚体检查报告单

项目名称	结果	单位	正常值范围	结论
凝血酶原时间	14.4	s	11~14	—
国际标准化比值（INR）	1.10		0.9~1.1	—
纤维蛋白原含量	3.44	g/L	2~4	—
凝血酶时间	18.4	s	16~18	—
活化部分凝血活酶时间	36.8	s	30~42	—
凝血酶原时间活度	85	%	75~115	—
D-二聚体	9.6	mg/L	<0.256	↑

5. 血气分析检查 见表7-4。

表7-4 血气分析检查报告单

项目名称	结果	单位	正常值范围	结论
pH值（T）	7.45		7.35~7.45	—
二氧化碳分压（T）	35	mmHg	35~45	—
氧分压（T）	67.9	mmHg	80~100	↓
pH值（S）	7.411		7.35~7.45	—
二氧化碳分压（S）	34.2	mmHg	35~45	↓
氧分压（S）	65.7	mmHg	80~100	↓
碳酸氢根浓度	23.7	mmol/L	22~26	—
标准碳酸氢盐	24.5	mmol/L	22~26	—
细胞外剩余碱	-0.20	mmol/L	-3~3	—
剩余碱	0.10	mmol/L	-3~3	—
动脉血氧含量	13.7	ml/dl	19~21	↓
血氧饱和度	94.2	%	95~100	↓

项目名称	结果	单位	正常值范围	结 论
平均肺泡氧分压	165	mmHg	100	↑
二氧化碳总量	21.7	mmol/L	24~32	↓
肺泡动脉氧分压差	97.1	mmHg	15~20	↑
阴离子间隙	24.5	mmol/L	8~16	↑
动脉 PO_2/ 肺泡 PO_2	41.2	%	85~95	↓
温度	37.5	℃		
吸氧浓度	29	%		
钾（动脉血）	3.30	mmol/L	3.4~5.5	↓
钠（动脉血）	153.0	mmol/L	135~145	↑
氯（动脉血）	108.10	mmol/L	95~105	↑
游离钙（动脉血）	1.286	mmol/L	1.10~1.34	——

6. 胸部 CT 检查 见图 7-3、图 7-4。

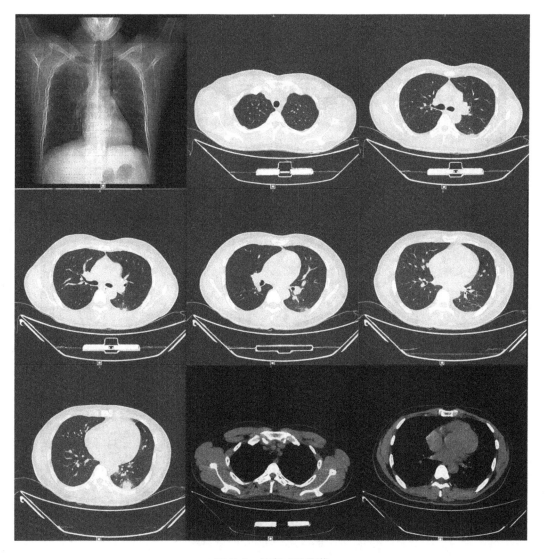

图 7-3 胸部 CT 影像

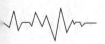

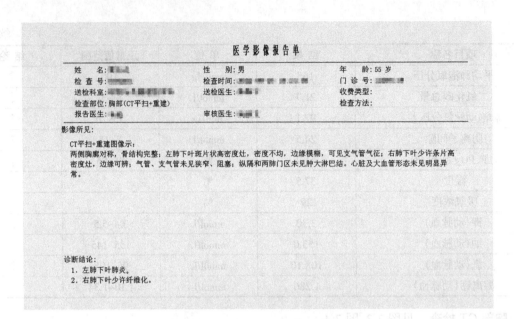

图 7-4 胸部 CT 检查报告单

7. 肺动脉 CTA 检查 见图 7-5、图 7-6。

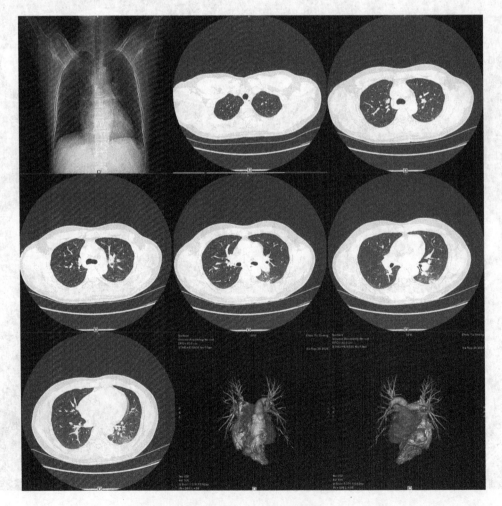

图 7-5 肺动脉 CTA 影像

112

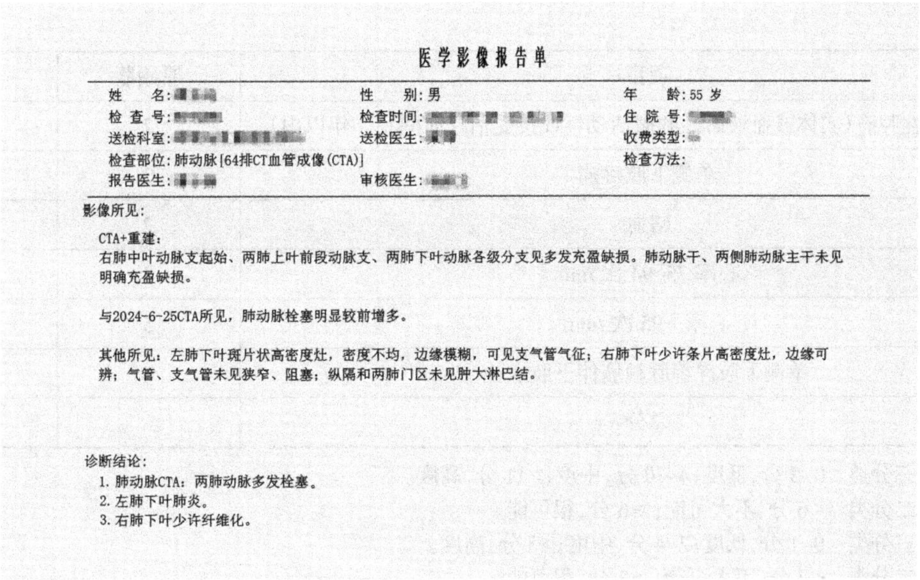

图 7-6　肺动脉 CTA 检查报告单

8. 肺栓塞患病概率评分　包括 Wells 评分表（表 7-5）、简化 Geneva 肺栓塞评分表（表 7-6）。

表 7-5　Wells 评分表

项目	原始版	简化版
深静脉血栓的临床症状和体征（下肢肿胀和深静脉触痛）	3	1
肺栓塞的可能性大于其他疾病	3	1
心率 >100 次 /min	1.5	1
最近 4 周内有手术史或制动史	1.5	1
既往有深静脉血栓史或肺栓塞史	1.5	1
咯血	1	1
恶性肿瘤史（正在治疗或近 6 个月内治疗过或姑息治疗）	1	1
总分		

原始版：三分类　0~1 分，低度；2~6 分，中度；>6 分，高度。
　　　　二分类　<4 分，不大可能；>4 分，很可能。
简化版：<2 分，不大可能；≥2 分，很可能。

表 7-6　简化 Geneva 肺栓塞评分表

项目	原始版	简化版
年龄 >65 岁	1	1
既往深静脉血栓（DVT）或肺栓塞（PE）史	3	1
1 个月内手术史（全麻下）或下肢骨折史	2	1

项目	原始版	简化版
活动性恶性肿瘤(实体或血液恶性肿瘤活动性或接受治疗时间在1年以内)	2	1
单侧下肢疼痛	3	1
咯血	2	1
心率75~94次/min	3	1
心率>95次/min	5	1
单侧下肢深静脉触痛伴下肢水肿	4	1
总分		

原始版:三分类 0~3分,低度;4~10分,中度;>11分,高度。
　　　　二分类 <6分,不大可能;≥6分,很可能。
简化版:三分类 0~1分,低度;2~4分,中度;>5分,高度。
　　　　二分类 <3分,不大可能;≥3分,很可能。

9. 肺栓塞严重指数及危险程度评估 见表7-7。

表7-7 肺栓塞严重指数及危险程度评估表

参数	PESI	sPESI
年龄	以年计算	1分(如果年龄>80岁)
男性	10分	—
癌症	30分	1分
慢性心衰	10分	1分
慢性肺病	10分	1分
HR≥110次/min	20分	1分
sBP<100mmHg	30分	1分
R>30次/min	20分	—
T<36℃	20分	—
精神状态改变	60分	—
SaO_2<90%	20分	1分
危险分层	Ⅰ级:≤65分 30天死亡风险很低(0~1.6%) Ⅱ级:66~85分 死亡风险低(1.7%~3.5%) Ⅲ级:86~105分 中等死亡风险(3.2%~7.1%) Ⅳ级:106~125分 高死亡风险(4%~11.4%) Ⅴ级:>125分 极高死亡风险(10%~24.5%)	0分=30天死亡率1.0% (95%*CI* 0~2.1%) ≥1分=30天死亡风险10.9% (95%*CI* 8.5%~13.2%)

注:PESI=肺栓塞严重程度指数;sPESI=简化的肺栓塞严重程度指数。

【标准化病人剧本】

情景案例前情提要：
时间：晚上。
地点：急诊科门诊、急诊科抢救室。
情节：学员（1 名）是今天的急诊当班医生，一位老年男性患者（陈某，55 岁）因突发呼吸困难、胸痛，伴心悸、烦躁不安，在其家属（1 名）陪同下前来急诊科就诊，即刻将其送入抢救室。

表演要求：
1. SP1（患者）呼吸困难，胸痛，心悸，烦躁不安。
2. SP2（患者家属）表情着急，非常担心。
3. 本次发病的主要症状由患者回答，较长的病史、个人史、家族史由患者家属回答。
4. 询问病史时，若医生没有询问，患者和患者家属不做过多回答。

情景	医生问题	SP1（患者）回答	SP2（患者家属）回答
自我介绍	您好，我是今天的当班医生，××医生，现在由我来为您接诊。		您好！××医生。
一般情况询问	请问患者叫什么名字？多大年纪了？做什么工作？		他叫陈某，55 岁，是一名工人。
	这是您的什么人？		我父亲。
现病史询问	您觉得哪里不舒服？	我感觉喘不上气，胸口疼，心慌。	
	这是从什么时候开始的呢？	今天下午 3 点左右。	
	当时您在做什么呢？	当时我在工地干活，和平常一样，突然就觉得就喘不上气了。	
	这症状后来有没有减轻呢？	休息了一会儿，就好一点了，但继续干活之后就加重了。	
	呼吸困难也就是喘不上气的症状是一直都存在的吗？还是休息的时候就没有了？	一直都有。	
	那除此之外，还有其他不舒服吗？	胸口疼，一呼吸就疼，咳嗽时疼得就更厉害了。	
	具体是哪个位置疼呢？	就这里（指整个前胸）。	
	除了这儿，还有其他地方疼吗？	没了。	
	还有别的不舒服吗？	一直觉得心慌，时不时会加重。	
	发病后有到别的医院看过吗？		最开始不舒服的时候，稍微休息一下就好些了，所以没有立刻到医院去，再后来，他说一直喘不上气，就直接来这里了。
	以前有过这样喘不上气的情况吗？	没有。	

续表

情景	医生问题	SP1（患者）回答	SP2（患者家属）回答
既往史询问	有其他疾病吗？	没有。	但是他的两条腿上有明显的血管凸起，有时候会觉得疼，曾经到县医院看过。
	县医院有告诉你们是什么疾病吗？做了什么处理吗？		当时的医生说是静脉曲张，我们觉得不是大问题，就没有处理。
	有高血压、糖尿病之类的慢性病吗？		没有。
	有肝炎、结核等传染病吗？		没有。
	做过手术，有过外伤吗？		没有。
个人史询问	最近精神状态怎么样？睡眠怎么样？	都还可以。	他这次喘不上气之后，整个人都变得很烦躁。
	饮食、大小便情况怎么样？	还可以。	
	对什么药物或其他东西过敏吗？	没有。	
	抽烟、喝酒吗？	抽烟，也喝酒。	
	一天抽几支烟？每天都喝酒吗？每次喝多少？	每天大概1包烟。酒是天天都喝点儿，但喝的是米酒，大概半斤（约270ml）。	
	有几个小孩？		两个。
家族史询问	家里人有过类似的情况吗？		没有。
	家族有什么遗传性疾病吗？		没有。
病情告知			（主动发问）医生，我父亲得的是什么病？严不严重啊？
	结合您父亲的症状和病史，考虑急性肺栓塞可能，接下来我们要给他做心电图、肺动脉CTA，抽血化验，进一步排除急性心肌梗死可能，明确诊断。		好的，那尽快做检查吧。请问做普通的肺部CT检查不行吗？
	这是因为……（告知患者及其家属病情，解释肺动脉CTA的必要性）		大概明白了，那怎么治呢？
治疗告知	需要进行抗凝治疗，必要时还要做溶栓或者介入手术治疗。		好的医生，请问大概需要多少费用呢？
	您父亲的这个情况……（告知患者及其家属治疗疗程及大概的治疗费用）		那好吧，请尽快安排。

【学习行为评估】

急性肺血栓栓塞症的识别与处理医学模拟教学学习行为评估表

演示学员：		学员年级：			总得分(满分100分)：	
导　师：		助　教：			SP：	
评估地点：					评估日期时间：	

<table>
<tr><td colspan="7" align="center">一、问诊评估</td></tr>
<tr><td>序号</td><td colspan="2">评估项目</td><td colspan="4">评　分</td><td>得分
(满分20分)</td></tr>
<tr><td>1</td><td colspan="2" align="center">主　诉</td><td>□未完成
(0分)</td><td>□一般
(0.5分)</td><td>□良好
(1分)</td><td>□优秀
(2分)</td><td></td></tr>
<tr><td>2</td><td rowspan="8">现病史</td><td>主要症状</td><td colspan="2">□未完成(0分)</td><td colspan="2">□完成(1分)</td><td></td></tr>
<tr><td>3</td><td>起病时间</td><td colspan="2">□未完成(0分)</td><td colspan="2">□完成(1分)</td><td></td></tr>
<tr><td>4</td><td>诱因</td><td colspan="2">□未完成(0分)</td><td colspan="2">□完成(1分)</td><td></td></tr>
<tr><td>5</td><td>呼吸困难特点</td><td colspan="2">□未完成(0分)</td><td colspan="2">□完成(2分)</td><td></td></tr>
<tr><td>6</td><td>胸痛症状特点</td><td colspan="2">□未完成(0分)</td><td colspan="2">□完成(2分)</td><td></td></tr>
<tr><td>7</td><td>伴随症状</td><td colspan="2">□未完成(0分)</td><td colspan="2">□完成(1分)</td><td></td></tr>
<tr><td>8</td><td>可鉴别阴性症状</td><td colspan="2">□未完成(0分)</td><td colspan="2">□完成(1分)</td><td></td></tr>
<tr><td>9</td><td>诊疗经过</td><td colspan="2">□未完成(0分)</td><td colspan="2">□完成(1分)</td><td></td></tr>
<tr><td>10</td><td colspan="2" align="center">既往史</td><td>□未完成
(0分)</td><td>□一般
(0.5分)</td><td>□良好
(1分)</td><td>□优秀
(2分)</td><td></td></tr>
<tr><td>11</td><td colspan="2" align="center">个人史</td><td>□未完成
(0分)</td><td>□一般
(0.5分)</td><td>□良好
(1分)</td><td>□优秀
(2分)</td><td></td></tr>
<tr><td>12</td><td colspan="2" align="center">家族史</td><td>□未完成
(0分)</td><td>□一般
(0.5分)</td><td>□良好
(1分)</td><td>□优秀
(2分)</td><td></td></tr>
<tr><td>13</td><td colspan="2" align="center">人文关怀</td><td>□未完成
(0分)</td><td>□一般
(0.5分)</td><td>□良好
(1分)</td><td>□优秀
(2分)</td><td></td></tr>
<tr><td colspan="8" align="center">二、临床思维及操作评估</td></tr>
<tr><td>序号</td><td colspan="2">评估项目</td><td colspan="4">评　分</td><td>得分
(满分40分)</td></tr>
<tr><td>14</td><td rowspan="4">针对性体格
检查(心肺
听诊)</td><td>体位</td><td colspan="2">□不正确(0分)</td><td colspan="2">□正确(1分)</td><td></td></tr>
<tr><td>15</td><td>部位</td><td colspan="2">□不正确(0分)</td><td colspan="2">□正确(1分)</td><td></td></tr>
<tr><td>16</td><td>顺序</td><td colspan="2">□不正确(0分)</td><td colspan="2">□正确(1分)</td><td></td></tr>
<tr><td>17</td><td>内容</td><td>□未完成
(0分)</td><td>□一般
(1分)</td><td>□良好
(2分)</td><td>□优秀
(3分)</td><td></td></tr>
<tr><td>18</td><td rowspan="2">颈部
体格检查</td><td>双侧颈部血管</td><td>□未完成
(0分)</td><td>□一般
(1分)</td><td>□良好
(2分)</td><td>□优秀
(3分)</td><td></td></tr>
<tr><td>19</td><td>气管</td><td>□未完成
(0分)</td><td>□一般
(1分)</td><td>□良好
(2分)</td><td>□优秀
(3分)</td><td></td></tr>
<tr><td>20</td><td rowspan="2">下肢
体格检查</td><td>下肢血管</td><td colspan="2">□未完成(0分)</td><td colspan="2">□完成(2分)</td><td></td></tr>
<tr><td>21</td><td>下肢水肿情况</td><td colspan="2">□不正确(0分)</td><td colspan="2">□正确(2分)</td><td></td></tr>
<tr><td>22</td><td colspan="2" align="center">心电图检查</td><td colspan="2">□未完成(0分)</td><td colspan="2">□完成(3分)</td><td></td></tr>
</table>

续表

序号	评估项目		评 分				得分 （满分 40 分）
23	急诊肺动脉 CTA 检查并追问结果		□未完成（0 分）		□完成（5 分）		
24	肺栓塞患病概率评分		□未完成（0 分）		□完成（3 分）		
25	肺栓塞严重指数及危险程度评估		□未完成（0 分）		□完成（3 分）		
26	疾病诊断		□未完成 （0 分）	□一般 （5 分）	□良好 （7 分）	□优秀 （10 分）	

三、处理评估

序号	评估项目		评 分				得分 （满分 25 分）
27	一般治疗	吸氧	□未完成（0 分）		□完成（2 分）		
28		心电监护	□未完成（0 分）		□完成（2 分）		
29		开通静脉通道	□未完成（0 分）		□完成（2 分）		
30	使用抗凝药物		□未完成（0 分）		□完成（5 分）		
31	报告上级医师		□未完成（0 分）		□完成（2 分）		
32	联系心内科急会诊		□未完成（0 分）		□完成（2 分）		
33	沟通病情,解释肺栓塞的 严重性及治疗		□未完成 （0 分）	□一般 （2 分）	□良好 （4 分）	□优秀 （6 分）	
34	人文关怀		□未完成 （0 分）	□一般 （1 分）	□良好 （2 分）	□优秀 （4 分）	

四、用时评估

序号	评估项目	完成要求	未完成 （0 分）	完成 （3 分）	得分 （满分 15 分）
35	完成病史采集及主要体格检查	5min 内			
36	完成心电图检查操作并做出诊断	10min 内			
37	肺栓塞患病概率评分、严重指数及 危险程度评估	20min 内			
38	完善肺栓塞症检查内容	30min 内			
39	完成病情解释及治疗沟通	30min 内			

（王恒生）

实训项目八
主动脉夹层的识别与处理

【教学目标】

1. 学员能准确进行主动脉夹层患者的病情识别与诊断。
2. 学员能在 10min 内熟练完成心电图检查操作并做出诊断。
3. 学员能熟练、准确地掌握测量四肢血压的操作技能。
4. 学员能在 30min 内告知患者及其家属病情,并完成相关治疗前谈话。
5. 学员在诊疗过程中能对患者及其家属进行人文关怀。
6. 学员能归纳总结出主动脉夹层患者的正确处理流程。

【教学对象】

二至三年级规培医师(含并轨专业型硕士研究生)、实习医师、住院医师、进修医师。

【教学方法】

情景模拟教学法。

【教学时数】

4 学时。

【学员知识储备】

已学习主动脉夹层的理论课程及四肢血压测量技能操作课程。

【教学地点】

临床技能中心、临床示教室。

【参与教学人员】

导师 1 名、助教 1 名、标准化病人(SP)2 名、配合护士 1 名。

【主要设备及物品】

心电监护模拟教学系统、心肺听诊音频及播放设备(或心肺听诊模型)、心电图机、听诊器、血压计、计算机、投影设备。

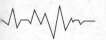

【导师引导性反馈要点】

1. 胸痛症状特点的问诊。
2. 胸痛症状演变过程的详细问诊。
3. 针对性体格检查。
4. 及时进行四肢血压测量、心电图及心肌损伤标志物检查的重要性。
5. 疾病诊断与鉴别诊断的临床思维过程。
6. 控制血压、心率对于急性主动脉夹层患者的重要性。
7. 明确疾病诊断后进一步的处理措施。
8. 时间对于急性胸痛患者的重要性。
9. 与患者及其家属的病情沟通。
10. 归纳梳理主动脉夹层患者的正确处理流程。

【课后评估、调查工具】

1. 学习行为评估表。
2. 医学模拟教学课后评价调查表(附录一)。
3. Mini-CEX 评分表(附录二)。

【模拟案例运行设计】

情景案例前情提要：

时间：上午。

地点：急诊科门诊、急诊科抢救室。

情节：学员（1名）是今天的急诊当班医生，一位中年男性患者（张某，42岁）在其家属（1名）陪同下自行前来急诊科就诊。患者呈急性面容，大汗淋漓，自诉胸痛明显，并向后背放射，持续不缓解，无咳嗽、咯痰，无发热，无呼吸困难，即刻将其送入抢救室。该患者既往有高血压病史。

	关键事件	学习目标	标的反应	模拟设置
一、学员做出正确病情判断及恰当处理	接诊患者。患者呈急性面容，胸痛剧烈，向后背放射，大汗淋漓，无发热，无咳嗽、咯痰，无呼吸困难。	1. 能得体接待患者，体现良好人文关怀。2. 熟练进行问诊。3. 熟练进行体格检查	人文： 1. 自我介绍，接待患者，表现出良好的人文关怀，建立良好的医患沟通基础。 医疗： 2. 问诊时突出重点，不遗漏重要病史。 3. 有针对性地进行体格检查，重点为心肺听诊	1. 配合播放心肺听诊音频或在心肺听诊模型上听诊（声音外放）。 2. 提供体格检查结果： (1) 咽部：咽不红，扁桃体无肿大。 (2) 颈部：颈静脉无怒张。 (3) 胸部：双肺呼吸音粗，未闻及啰音。 (4) 心脏：心界稍向左扩大，心率73次/min，心音正常，未闻及杂音。 (5) 其他：双下肢未见浮肿。 (6) 生命体征：T 36.3℃，HR 73次/min，P 73次/min，R 20次/min，BP 160/92mmHg（右上臂）
	学员正确判断病情，处理恰当	1. 能按急性胸痛患者处理流程进行处理。2. 能及时安排必要的辅助检查，以进一步明确诊断。3. 能熟练进行心电图检查操作并做出诊断。4. 能及时与患者及其家属进行良好沟通，体现人文关怀	医疗： 1. 立即吸氧。 2. 心电监护。 3. 开通静脉通道。 4. 床旁心电图检查。 5. 急查血常规、血气分析、心肌酶学、肌钙蛋白、D-二聚体检查。 6. 下达病危通知。 人文： 7. 告病危，及时与患者及其家属沟通病情，安抚其情绪	1. 患者胸痛明显，持续不缓解，向后背放射，大汗淋漓。 2. 模拟监护仪显示：（状态0）T 36.3℃，HR 73次/min，R 20次/min，BP 160/92mmHg（右上臂），SpO_2 100%；心电波形示窦性心律。 3. 提供心电图检查图纸
	心电图检查结果（图纸）回报	能熟练地进行心电图图纸判读，做出初步诊断	医疗： 1. 阅读心电图图纸，作出心电图诊断。 2. 心电图正常，急性心肌梗死可能性小，考虑主动脉夹层	提供心电图检查图纸

续表

	关键事件	学习目标	标的反应	模拟设置
一、学员做出正确判断及病情恰当处理	学员做出正确处理，患者胸痛及缓解	1. 能熟练测量四肢血压。 2. 能及时对急性胸痛患者做出急症止痛，控制血压、心率的处理	医疗： 1. 测量四肢血压。 2. 止痛。 3. 降压。 (1) 静脉泵入硝酸甘油或硝普钠。 (2) 琥珀酸美托洛尔缓释片，口服	1. 提供四肢血压结果：BP 160/92mmHg（右上臂），BP 150/90mmHg（左上臂），BP 164/94mmHg（右下肢），BP 162/92mmHg（左下肢）。 2. 用药后，模拟监护仪显示：（状态1）T 36.3℃，R 18次/min，BP 136/78mmHg（右上臂），SpO$_2$ 100%；心电波形示窦性心律。 3. 患者胸痛较前缓解
	护士报告患者血压稳定、心肌酶学、肌钙蛋白、血常规、血气分析检查结果回报	1. 能及时做好病情汇报及会诊申请。 2. 能主动追问检查结果，以明确诊断。 3. 能及时追加必要的辅助检查，帮助进一步明确诊断	医疗： 1. 追问心肌酶学、肌钙蛋白、血常规、血气分析、D-二聚体检查结果，其他结果无异常。 2. 排除急性心肌梗死，考虑主动脉夹层可能。 3. 立即进行主动脉CTA检查。 4. 请心内科、胸外科急会诊，及时报告上级医师	1. 提供心肌酶学、肌钙蛋白、血常规、血气分析，D-二聚体检查报告单。 2. 模拟监护仪显示：（状态1）T 36.3℃，R 18次/min，BP 136/78mmHg（右上臂），SpO$_2$ 100%；心电波形示窦性心律。 3. 患者胸痛较前缓解
	主动脉CTA结果回报	熟练进行主动脉CTA结果判读	医疗： 1. 根据主动脉CTA检查结果明确疾病诊断：主动脉夹层。 2. 联系相关中心	提供主动脉CTA检查结果：主动脉夹层（Stanford B型）。
	学员与患者及其家属沟通	1. 熟练进行主动脉夹层患者的医患沟通。 2. 熟练进行主动脉夹层覆膜支架手术的术前谈话，准备。 3. 能及时安排患者转运，准备手术	人文： 1. 与患者及其家属交代病情，解释进行行急诊手术的重要性。 医疗： 2. 通知护士准备将患者转运至导管室	1. 模拟监护仪显示：（状态1）T 36.3℃，R 18次/min，BP 136/78mmHg（右上臂），SpO$_2$ 100%；心电波形示窦性心律。 2. 患者胸痛较前缓解。 3. 护士配合将患者转运至导管室。 4. 任务完成
二、学员不做出正确判断病情及处理不恰当处理纠正	接诊患者，病情判断错误，处理不恰当		医疗： 1. 问诊。 2. 体格检查。 3. 病情判断：考虑心肌梗死或肺栓塞。 4. 处理： (1) 床旁心电图检查。 (2) 急诊心肌酶学、D-二聚体检查，血常规、血气分析检查。 (3) 急诊胸部X线检查。 (4) 负荷剂量双联抗血小板治疗。 (5) 强化降血脂，稳定斑块治疗。 5. 下达病危通知	1. 若学员未在医嘱下予行心电监护，护士可提醒，并予心电监护。 2. 模拟监护仪显示：（状态0）T 36.3℃，HR 73次/min，R 20次/min，BP 160/92mmHg（右上臂），SpO$_2$ 100%；心电波形示窦性心律。 3. 接诊10min后，模拟监护仪显示：（状态2）T 36.3℃，HR 86次/min，R 20/min，BP 140/62mmHg，SpO$_2$ 98%；心电波形示窦性心律。 4. 患者胸痛持续未缓解

续表

	关键事件	学习目标	标的反应	模拟设置
二、学员先未做出正确判断病情及处理不当后纠正	患者胸痛持续未缓解		医疗: 1. 行急诊冠脉造影检查。 2. 与患者及其家属进行术前谈话,并签署冠脉造影检查知情同意书	1. 患者胸痛持续未缓解。 2. 接诊10min后,模拟监护仪显示:(状态2)T 36.3℃,HR 86次/min,R 20次/min,BP 140/62mmHg,SpO₂ 98%;心电波形示窦性心律
	患者胸痛剧烈,持续未缓解,伴心悸。血常规、血气分析、心肌酶学、D-二聚体、心电图、胸部X线等检查结果回报		医疗: 1. 阅读辅助检查结果。 2. 重新评估病情	1. 提供各项检查结果。 2. 接诊20min后,模拟监护仪显示:(状态3)T 36.3℃,HR 125次/min,R 26次/min,BP 110/60mmHg,SpO₂ 96%;心电波形示心动过速 3. 患者胸痛剧烈,持续形示窦形未缓解,持续胸痛剧烈,伴心悸
	学员重新评估后,做出正确的病情判断及处理,患者胸痛较前缓解		医疗: 1. 重新评估病情,考虑主动脉夹层可能。 2. 立即止痛。 3. 立即进行主动脉CTA检查。 4. 测量四肢血压。 5. 开通静脉通道。 6. 降压:静脉泵入硝普钠。 7. 控制心率:琥珀酸美托洛尔缓释片,口服。 8. 根据主动脉CTA检查结果,明确疾病诊断:主动脉夹层。 9. 下达病危通知。 10. 请心内科、胸心外科会诊,报告上级医师。 11. 联系导管室。 12. 通知护士准备将患者转运至导管室。 人文: 13. 与患者及其家属交代病情,解释进行急诊手术的重要性	1. 提供四肢血压结果,BP 112/64mmHg(左上臂),BP 112/64mmHg(右上臂),BP 122/72mmHg(左下肢),BP 122/72mmHg(右下肢)。 2. 提供主动脉CTA检查结果:主动脉夹层(Stanford B型)。 3. 用药后,模拟监护仪显示:(状态1)T 36.3℃,HR 66次/min,R 18次/min,BP 100/60mmHg,SpO₂ 100%;心电波形示窦性心律。 4. 患者胸痛较前缓解。 5. 护士配合将患者转运至导管室。 6. 任务完成
三、学员对病情未做出正确判断及处理不当,患者病情未缓解	患者情仍病情未缓解			1. 接诊后30min仍未做出正确处理,模拟监护仪显示:(状态4)T 36℃,HR 100次/min,R 12次/min,BP 74/44mmHg,SpO₂ 95%;心电波形示窦性心律。 2. 患者病情恶化:意识丧失,陷入昏迷

说明:无条件件完成的医嘱,护士可以口头执行

【模拟案例运行示意图】

模拟案例运行示意见图 8-1。

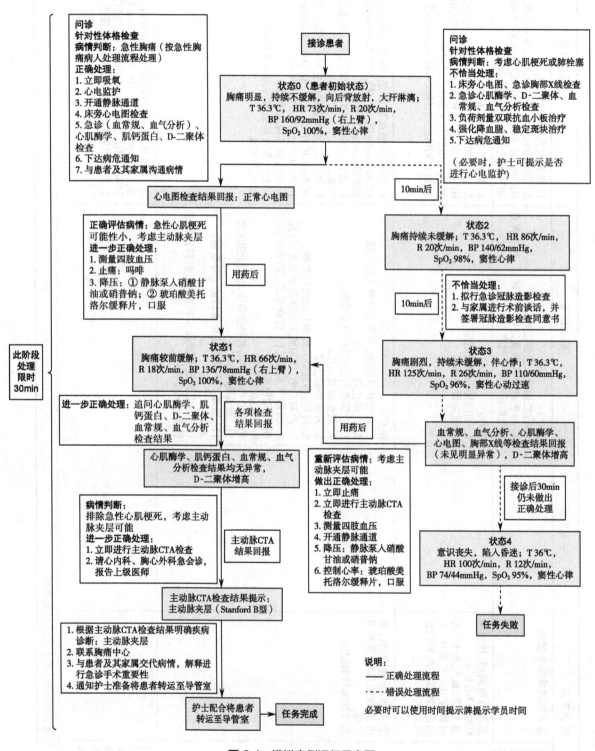

图 8-1　模拟案例运行示意图

【设备物品清单】

序号	设备物品名称	规格	数量	要求
1	门诊接诊桌椅	医院常规	1	
2	病床	医院常规	1	
3	吸氧设备	医院常规	1	
4	心电监护模拟教学系统		1	提前调试,录入参数
5	心肺听诊音频及播放设备(或心肺听诊模型)		1	提前调试
6	心电图机		1	
7	体温计		1	
8	压舌板		1	
9	听诊器		1	
10	血压计		1	
11	体格检查结果提示牌		1	打印
12	心电图检查结果	图纸	1	打印图 8-2
13	心肌酶学、肌钙蛋白检查报告单		1	打印表 8-1
14	D-二聚体检查报告单		1	打印表 8-2
15	血常规检查报告单		1	打印表 8-3
16	血气分析检查报告单		1	打印表 8-4
17	胸部 X 线检查结果		1	打印图 8-3、图 8-4
18	主动脉 CTA 检查结果		1	打印图 8-5、图 8-6
19	计算机、投影设备		1	提前调试
20	时间提示牌		按需	打印

【模拟心电监护教学系统参数设置】

状态	状态参数	患者情况
状态 0	T 36.3℃,HR 73 次/min,R 20 次/min,BP 160/92mmHg,SpO_2 100%,窦性心律	胸痛明显,持续不缓解,向后背放射,大汗淋漓
状态 1	T 36.3℃,HR 66 次/min,R 18 次/min,BP 136/78mmHg,SpO_2 100%;窦性心律	胸痛较前缓解
状态 2	T 36.3℃,HR 86 次/min,R 20 次/min,BP 140/62mmHg,SpO_2 98%,窦性心律	胸痛持续未缓解
状态 3	T 36.3℃,HR 125 次/min,R 26 次/min,BP 110/60mmHg,SpO_2 96%,窦性心动过速	胸痛剧烈,持续未缓解,伴心悸
状态 4	T 36℃,HR 100 次/min,R 12 次/min,BP 74/44mmHg,SpO_2 95%,窦性心律	意识丧失,陷入昏迷

【体格检查结果】

1. 咽部:咽不红,扁桃体无肿大。

2. 颈部:颈静脉无怒张。

3. 胸部:双肺呼吸音粗,未闻及啰音。

4. 心脏:心界稍向左扩大,心率 73 次/min,心音正常,未闻及杂音。

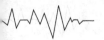

5．其他：双下肢未见浮肿。

6．生命体征：T 36.3℃，P 73 次 /min，R 20 次 /min，BP 160/92mmHg。
余未见异常。

【辅助检查结果】

1．**心电图检查**　见图 8-2。

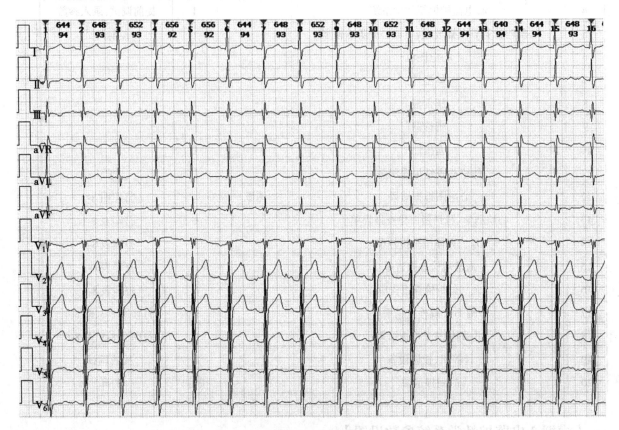

图 8-2　心电图

心电图诊断：窦性心律，左室高电压，T 波改变

2．**心肌酶学、肌钙蛋白检查**　见表 8-1。

表 8-1　心肌酶学、肌钙蛋白检查报告单

项目名称	结果	单位	正常值范围	结论
天冬氨酸转氨酶	20	U/L	8~40	—
肌酸激酶	102	U/L	50~310（男） 40~200（女）	—
肌酸激酶同工酶	23	U/L	0~24	—
乳酸脱氢酶	198	U/L	120~250	—
α- 羟基丁酸脱氢酶	126	U/L	72~182	—
肌红蛋白	31	μg/L	6~85	—
肌钙蛋白 I	0.01	μg/L	0~0.2	—

3. **D-二聚体检查**　见表8-2。

表8-2　D-二聚体检查报告单

项目名称	结　果	单　位	正常值范围	结　论
D-二聚体	>20	mg/L	<0.256	↑

4. **血常规检查**　见表8-3。

表8-3　血常规检查报告单

项目名称	结　果	单　位	正常值范围	结　论
白细胞计数	7.32	10^9/L	4.0~10.0	—
淋巴细胞百分比	28.4	%	20~40	—
淋巴细胞计数	1.85	10^9/L	0.8~4	—
单核细胞百分比	5	%	3~8	—
单核细胞计数	0.33	10^9/L	0.12~0.8	—
中性粒细胞百分比	65.4	%	50~70	—
中性粒细胞计数	4.27	10^9/L	2.0~7.0	—
嗜酸性粒细胞百分比	0.9	%	0.5~5	—
嗜酸性粒细胞计数	0.06	10^9/L	0.05~0.5	—
嗜碱性粒细胞百分比	0.3	%	0~1	—
嗜碱性粒细胞计数	0.02	10^9/L	0~0.01	—
红细胞计数	5.03	10^{12}/L	4.0~5.5（男）3.5~5.0（女）	—
血红蛋白浓度	140	g/L	120~160（男）110~150（女）	—
血细胞比容	0.44	L/L	0.4~0.5（男）0.37~0.48（女）	—
平均红细胞容积	86.6	fl	82~100	—
平均红细胞血红蛋白含量	27.8	pg	27~34	—
平均红细胞血红蛋白浓度	321	g/L	320~360	—
红细胞体积分布宽度-CV	14.3	%	11.5~14.5	—
红细胞体积分布宽度-SD	43.8	%	35.1~43.9	—
有核红细胞计数	0	10^9/L	0	—
有核红细胞计数百分比	0	%	0	—
血小板计数	340	10^9/L	100~360	—
血小板体积分布宽度	15	fl	15~17	—
血小板平均容积	9.5	fl	7~11	—
大血小板比例	17.8	%	13~43	—
血小板压积	0.27	%	0.11~0.28	—

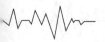

5. 血气分析检查　见表8-4。

表8-4　血气分析检查报告单

项目名称	结 果	单 位	正常值范围	结 论
pH 值（T）	7.404		7.35~7.45	—
二氧化碳分压（T）	41.8	mmHg	35~45	—
氧分压（T）	85	mmHg	80~100	—
pH 值（S）	7.416		7.35~7.45	—
二氧化碳分压（S）	42	mmHg	35~45	—
氧分压（S）	86	mmHg	80~100	—
碳酸氢根浓度	25.6	mmol/L	22~26	—
标准碳酸氢盐	24.8	mmol/L	22~26	—
细胞外剩余碱	0.8	mmol/L	−3~3	—
剩余碱	0.7	mmol/L	−3~3	—
动脉血氧含量	16.1	ml/dl	19~21	—
血氧饱和度	95.7	%	95~100	—
平均肺泡氧分压	99	mmHg	100	↓
二氧化碳总量	24	mmol/L	24~32	—
肺泡动脉氧分压差	14.8	mmHg	15~20	—
阴离子间隙	20.9	mmol/L	8~16	—
动脉 PO_2/ 肺泡 PO_2	85	%	85~95	—
温度	36.8	℃		—
吸氧浓度	21	%		—
钾（动脉血）	3.52	mmol/L	3.4~4.5	—
钠（动脉血）	142.7	mmol/L	135~145	—
氯（动脉血）	99.7	mmol/L	95~105	—
游离钙（动脉血）	1.16	mmol/L	1.10~1.34	—

6. 胸部 X 线片检查　见图8-3、图8-4。

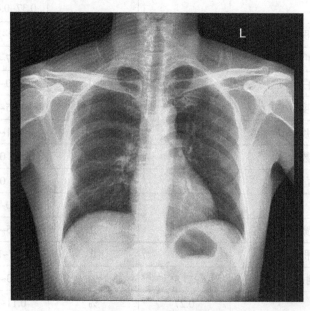

图8-3　胸部 X 线影像

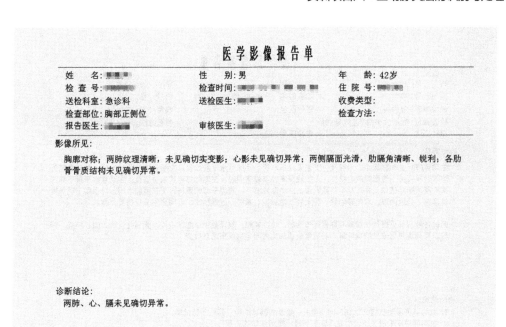

图 8-4 胸部 X 线检查报告单

7. 主动脉 CTA 检查 见图 8-5、图 8-6。

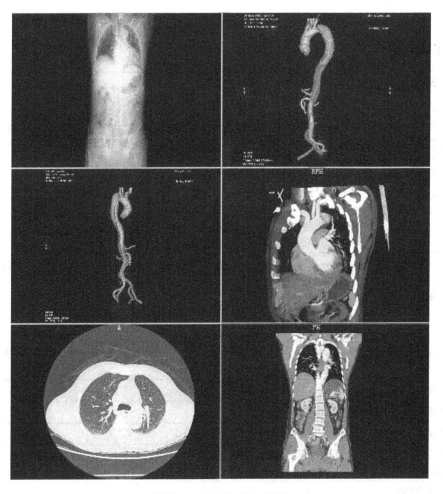

图 8-5 主动脉 CTA 影像

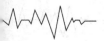

医 学 影 像 报 告 单

姓　　名:	性　别:男	年　　龄: 42岁
检 查 号:	检查时间:	门 诊 号:
送检科室:急诊科	送检医生:	收费类型:
检查部位:胸部CT平扫、主动脉CTA		检查方法:
报告医生:	审核医生:	

影像所见:

主动脉CTA:主动脉起始、走行及分支未见变异,于主动脉弓水平段颈段、左锁骨下动脉发出部远端至右髂外动脉远段可见不规则撕裂内膜影,形成较窄真腔及较宽假腔;左侧髂总动脉未见累及。主动脉水平段下缘可见夹层近端小破口,并可见少量造影溢出主动脉轮廓外;腹腔干起始段骑跨于真假腔之间,肠系膜上动脉发自真腔,显影尚可;双侧肾动脉、肠系膜下动脉发自真腔,近端稍窄,远端显影未见明显异常。

两肺各叶后部见斑片状磨玻璃样密度增高影,边界模糊;双肾数个小囊性占位,无强化;肝、胆、胰腺、脾脏及胃肠道强化未见明确异常。右股骨头颈部见内固定物取出术后改变。

诊断结论:
1.主动脉夹层动脉瘤(Stanford B型),累及右髂总动脉、髂外动脉远端。
2.主动脉弓水平段左下缘少量造影剂外溢,提示主动脉破裂可能性大。
3.两肺后部少许坠积性肺炎。
4.双肾小囊肿。

图 8-6　主动脉 CTA 检查报告单

【标准化病人剧本】

情景案例前情提要:
时间:上午。
地点:急诊科门诊、急诊科抢救室。
情节:学员(1名)是今天的急诊当班医生,一位中年男性患者(张某,42岁)在其家属(1名)陪同下自行前来急诊科就诊。患者呈急性面容,大汗淋漓,自诉胸痛明显,并向后背放射,持续不缓解,无发热,无咳嗽、咯痰,无呼吸困难,即刻将其送入抢救室。该患者既往有高血压病史。
表演要求:
1.SP1(患者)表情非常痛苦,大汗淋漓,手捂胸口,不时呻吟。
2.SP2(患者家属)表情着急,非常担心。
3.本次发病的主要症状由患者回答,回答内容相对较长的病史、个人史、家族史由患者家属回答。
4.询问病史时,若医生没有询问,患者和患者家属不做过多回答。

情景	医生问题	SP1(患者)回答	SP2(患者家属)回答
自我介绍	您好! 我是今天的当班医生,××医生,现在由我来为您接诊。		您好! ××医生。
一般情况询问	请问患者叫什么名字? 多大年纪了? 做什么工作?		他叫张某,42岁,是一名办公室职员。
	这是您的什么人?		我丈夫。
现病史询问	您觉得哪里不舒服?	我觉得胸口痛。	
	具体是哪个位置?	这里(手指前胸胸骨中下部)。	
	怎么个痛法? 胀痛、绞痛、隐痛,还是其他什么样的痛?	就是胸痛,连着后背也痛。	
	痛得厉害吗?	厉害。	

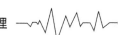

续表

情景	医生问题	SP1（患者）回答	SP2（患者家属）回答
现病史询问	多久了？	早上吃完饭就开始,一直到现在,有三四十分钟了。	
	一直都这么痛吗？	对。	
	疼痛发生前您在干什么啊？	没干什么,就是在吃早饭,就喝了点白粥。	
	那还有其他地方觉得痛吗？	没有。	
	还有其他不舒服吗？	没有了。	
	咳不咳嗽？	偶尔咳嗽。	
	有没有痰？	没有痰。	
	这次发病到其他医院看过吗？有没有吃过什么药？	没有。	刚吃完早饭,他就说胸痛得很厉害,就直接过来了,没有吃药。
	您以前这样痛过吗？	没有。	
既往史询问	以前有做过什么检查吗？	没有。	
	有其他疾病吗？		他有高血压。
	有糖尿病之类的慢性病吗？		没有。
	有肝炎、结核等传染病吗？		没有。
	做过手术,有过外伤吗？		没有。
个人史询问	最近精神状态怎么样？睡眠怎么样？	还可以。	
	饮食、大小便情况怎么样？	还可以。	
	对什么药物或其他东西过敏吗？	没有。	
	抽烟、喝酒吗？	不喝酒,以前抽烟,现在不抽了。	
	有几个小孩？		两个。
家族史询问	家里人有过类似的情况吗？		没有。
	家族有什么遗传性疾病吗？		没有。
病情告知			(主动发问)医生,我丈夫得的是什么病？严不严重啊？
	结合您丈夫的症状和病史,考虑主动脉夹层可能,接下来我们要给他抽血化验,做心电图,还要监测生命体征,以明确诊断。		好的,那尽快做检查吧,谢谢!
治疗告知	您丈夫的检查结果出来了,是主动脉夹层。		这种病严不严重,能治好吗？
	这种病是由于……(向患者及其家属解释病情)		大概明白了,那怎么治呢？
	需要进行介入手术治疗。		啊,还要手术呀？手术危不危险？风险大不大？要多少钱？
	您丈夫的这个情况……(告知患者及其家属进行主动脉夹层覆膜支架介入手术的重要性、风险及大概的治疗费用。		那好吧,请尽快安排。

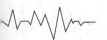

【学习行为评估】

主动脉夹层的识别与处理医学模拟教学学习行为评估表

演示学员：	学员年级：	总得分(满分100分)：
导　　师：	助　　教：	SP：
评估地点：		评估日期时间：

一、问诊评估

序号	评估项目		评　分				得分(满分20分)
1	主　诉		□未完成(0分)	□一般(0.5分)	□良好(1分)	□优秀(2分)	
2	现病史	主要症状	□未完成(0分)		□完成(1分)		
3		起病时间	□未完成(0分)		□完成(1分)		
4		诱因	□未完成(0分)		□完成(1分)		
5		部位	□未完成(0分)		□完成(1分)		
6		性质	□未完成(0分)		□完成(1分)		
7		持续时间	□未完成(0分)		□完成(1分)		
8		加重/缓解因素	□未完成(0分)		□完成(1分)		
9		放射痛	□未完成(0分)		□完成(1分)		
10		伴随症状	□未完成(0分)		□完成(1分)		
11		诊疗经过	□未完成(0分)		□完成(1分)		
12	既往史		□未完成(0分)	□一般(0.5分)	□良好(1分)	□优秀(2分)	
13	个人史		□未完成(0分)	□一般(0.5分)	□良好(1分)	□优秀(2分)	
14	家族史		□未完成(0分)	□一般(0.5分)	□良好(1分)	□优秀(2分)	
15	人文关怀		□未完成(0分)	□一般(0.5分)	□良好(1分)	□优秀(2分)	

二、临床思维及操作评估

序号	评估项目		评　分				得分(满分35分)
16	针对性体格检查(心肺听诊)	体位	□不正确(0分)		□正确(2分)		
17		部位	□不正确(0分)		□正确(2分)		
18		顺序	□不正确(0分)		□正确(2分)		
19		内容	□未完成(0分)	□一般(2分)	□良好(4分)	□优秀(5分)	
20	心电图检查	操作	□未完成(0分)		□完成(3分)		
21		诊断	□不正确(0分)		□正确(5分)		
22	心肌酶学检查		□未完成(0分)		□完成(3分)		
23	主动脉CTA检查		□未完成(0分)		□完成(3分)		
24	疾病诊断		□未完成(0分)	□一般(5分)	□良好(7分)	□优秀(10分)	

三、处理评估					
序号	评估项目		评 分		得分（满分30分）
25	一般治疗	吸氧	☐未完成（0分）	☐完成（2分）	
26		心电监护	☐未完成（0分）	☐完成（2分）	
27		开通静脉通道	☐未完成（0分）	☐完成（2分）	
28		告病危	☐未完成（0分）	☐完成（2分）	
29	止痛		☐未完成（0分）	☐完成（2分）	
30	血压、心率控制		☐未完成（0分）	☐完成（5分）	
31	报告上级医师		☐未完成（0分）	☐完成（2分）	
32	联系会诊		☐未完成（0分）	☐完成（2分）	
33	联系胸痛中心		☐未完成（0分）	☐完成（2分）	
34	沟通病情，解释病情危重，进行主动脉夹层覆膜支架介入手术的重要性	☐未完成（0分）	☐一般（2分）	☐良好（4分） ☐优秀（6分）	
35	人文关怀	☐未完成（0分）	☐一般（1分）	☐良好（2分） ☐优秀（3分）	

四、用时评估					
序号	评估项目	完成要求	未完成（0分）	完成（5分）	得分（满分15分）
36	完成心电图检查操作并做出诊断	10min 内			
37	完成主动脉 CTA 检查	20min 内			
38	完成病情解释及治疗沟通	30min 内			

（农勤玲）

133

附录一

医学模拟教学课后评价调查表

附表1 医学模拟教学课后评价调查表

课程名称				教学对象			学员人数	
授课地点				授课时间			课时数	
主讲		助教		SP			教案编写	

1. 培训学员对情景模拟教学效果的评价（单选、必答）

问题	完全同意	基本同意	一般	不太同意	完全不同意
模拟训练可以促进我对该课程相关知识的理解和掌握					
模拟训练可以加深我对该课程所涉及的临床技能的理解，临床操作能力得到提高					
经过模拟训练，我有信心独立进行该课程所涉及的临床操作					
模拟训练有利于培养临床评估判断能力					
模拟训练有利于培养临床解决问题能力					
模拟训练能使我在临床真实病例处理中少犯错，增强处理临床问题的自信心					
模拟训练能提高我的医患沟通能力，培养人文关怀意识					
模拟训练可以提高团队合作意识					
模拟训练可以提高学习兴趣					
希望可以更多地参加情景模拟训练课程					

2. 培训学员对情景模拟教学设计与实施的评价（单选、必答）

问题	完全同意	基本同意	一般	不太同意	完全不同意
模拟训练课程目的清晰明确					
难度合适，通过训练能基本掌握课程内容					
课程中情景模拟比较真实					
模拟训练课程中助教老师配合良好					
模拟训练课程中SP配合良好					
讨论和反馈使我受益很大					
能将模拟训练课程中所学的知识和技能应用到临床实际中					
填表说明：在选择的相应选项中打"√"					

（彭　华）

134

附录二

心内科迷你临床演练评估（Mini-CEX）评分表

附表 2　心内科迷你临床演练评估（Mini-CEX）评分表

测评时间：＿＿＿＿＿＿＿＿＿＿＿＿＿＿＿＿＿＿　科　　室：＿＿＿＿＿＿＿＿＿＿＿
学员姓名：＿＿＿＿＿　□住院医师　□住培生　□进修生　□实习生　　□硕士研究生
教师姓名：＿＿＿＿＿　□主任医师　□副主任医师　□主治医师　□高年资住院医师　□住院医师
测评地点：□门诊　☑急诊　□病房　□治疗室　□抢救室　□医生办公室　□手术室　□CCU
患者年龄：＿＿＿＿＿岁　　性别：□男　□女　□初诊　□复诊
　　　　　□门诊患者　□住院患者　□手术患者　□标准化病人　□高端模拟人
患者诊断：＿＿＿＿＿＿＿＿＿＿＿＿＿＿＿＿　病情复杂程度：□低　□中　□高

测评项目	未达标	达　标	优　良	未测评
1. 医疗问诊	□称呼患者　□自我介绍　□能鼓励患者叙述病史 □适当的提问及引导以获得正确、足够的信息 □对患者的情绪及肢体语言有恰当的回应			
	□1　□2　□3	□4　□5　□6	□7　□8　□9	□未测评
2. 体格检查	□告知患者检查目的及范围　　　□注意检查场所的隐秘性 □根据病情进行全面而有重点的检查 □正确的操作及实施步骤　　　□恰当且谨慎处理患者的不适			
	□1　□2　□3	□4　□5　□6	□7　□8　□9	□未测评
3. 临床思维与治疗	□能对病史与体检内容进行整合、分析　□能解释相关的检查结果 □临床分析具有逻辑性　　　□鉴别诊断能力 □临床判断的合理性及逻辑性　□治疗方案合理可行			
	□1　□2　□3	□4　□5　□6	□7　□8　□9	□未测评
4. 沟通技能与人文关怀	□仪表端正，态度和蔼，口齿清楚　□表现尊重及关心 □建立良好关系及互相依赖　　　□恰当满足患者寻求相关信息的需求 □注意患者的舒适度，及时正确处理患者出现的不适 □恰当解释患者及其家属提出的问题			
	□1　□2　□3	□4　□5　□6	□7　□8　□9	□未测评
5. 宣教咨询	□解释检查和治疗的理由　□解释检查结果和临床的相关性 □相关治疗的卫生健康宣教和咨询			
	□1　□2　□3	□4　□5　□6	□7　□8　□9	□未测评
6. 组织效能	□时间控制得当，过程简洁精练　□有整合资料与信息判断能力 □能按优先顺序进行正确处理　□整体效率高			
	□1　□2　□3	□4　□5　□6	□7　□8　□9	□未测评
7. 整体表现	□1　□2　□3	□4　□5　□6	□7　□8　□9	

直接观察时间：＿＿＿＿＿分钟　　　　　　　　　　　　反馈时间：＿＿＿＿＿分钟

续表

教师评语：	
	教师签名：
学员对本次考核满意程度:低□1　□2　□3|□4　□5　□6|□7　□8　□9高	学员签名：

说明：

1. 直接观察时间建议：20~30min；反馈时间建议：5~10min。
2. 轮转中每个科室至少评估 2 次，每月 1 次；教师、学员签章后各执一联。

（评分表改良：彭　华）

136